歯科医院のための

訪問歯科診療
6W1H

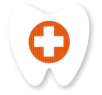

安心・安全な訪問歯科診療、多・他職種連携のために

　日本の国勢調査の結果では、1970年（昭和45年）に「高齢化社会」となり、1995年（平成7年）で「高齢社会」に、さらに2007年（平成19年）には総人口に占める65歳以上の老年人口が21.5％となり「超高齢社会」となった。

　歯科大学、歯学部で初めて訪問した大学である日本歯科大学 新潟生命歯学部が訪問歯科診療を開始したのは、1987年（昭和62年）のことである。当時は、まだ「高齢化社会」と言われていた時代であった。そして、私は、奇しくも日本で初めて訪問歯科診療に同行した歯科大生となったのである。

　当時は、在宅歯科訪問ケアチームとして、保存科、補綴科、口腔外科または麻酔科がチームとなって訪問していた。マスメディアも興味半分に「歯医者の出前」として、全国ネットのニュースとして取り上げた。

　私が、歯科麻酔を学びたいと思ったのは、これに同行できたことからであった。今でいう「全身管理」ができないと訪問診療は難しいと学生ながらに痛感した。安心・安全な訪問歯科診療のことである。

　あれから間もなく30年余が過ぎようとしている。その間、環境は大きく様変わりした。訪問診療が特別なことではない時代となり、多職種連携が当たり前となってきたのである。

　本書は、前述の在宅歯科訪問ケアチームが専門の診療科として独立した「訪問歯科口腔ケア科」の歯科医師、そこに係わる歯科衛生士、看護師を中心に執筆した書籍である。

　これから、訪問歯科診療が特別なことではない、常態化する時代を生きる歯科医療人にとって、安心・安全な訪問歯科診療、多・他職種連携の実践の一助になれば幸いである。

　2016年6月

編著　藤井一維

目次

I 訪問歯科診療でのカルテ記載 6W1H

1：訪問歯科診療の診療録における6W1H　　藤井 一維　……10

II 患者の状態を把握するための6W1H

1：コミュニケーション　　白野 美和　……16
2：生活状態、介助　　白野 美和　……18
3：医療情報　　廣澤 利明　……20
4：居住環境　　黒川 裕臣　……22

III 全身疾患を把握するための6W1H

0：全身疾患 6W1H　　藤井 一維　……26
1：脳血管障害　　廣澤 利明　……28
2：高血圧症　　廣澤 利明　……30
3：虚血性心疾患　　吉岡 裕雄・廣澤 利明　……34
4：心不全　　赤泊 圭太　……36
5：その他の心疾患（不整脈、心臓弁膜症）　　赤泊 圭太・廣澤 利明　……40
6：糖尿病　　赤泊 圭太　……44
7：認知症　　白野 美和　……46
8：誤嚥性肺炎　　白野 美和　……52
9：骨粗鬆症　　赤泊 圭太　……54
10：腎疾患　　赤泊 圭太　……56
11：肝疾患　　赤泊 圭太　……58
12：自己免疫疾患・アレルギー　　吉岡 裕雄　……60
13：呼吸器疾患　　藤井 一維　……62
14：神経・筋系疾患　　吉岡 裕雄　……64
15：精神障害　　藤井 一維　……66
16：うつ病　　吉岡 裕雄　……68
17：身体障害　　藤井 一維　……70
18：終末期　　吉岡 裕雄　……72

IV 注意を要する服用中薬剤

- 0：訪問歯科診療での薬剤情報収集の意義・方法　藤井 一維 ………76
- 1：抗血小板薬・抗凝固薬　廣澤 利明 ………78
- 2：骨代謝系薬剤　赤泊 圭太 ………80
- 3：ステロイド剤・免疫抑制剤　吉岡 裕雄 ………84
- 4：向精神薬　吉岡 裕雄 ………86
- 5：解熱鎮痛薬　赤泊 圭太 ………88
- 6：循環器系薬剤　藤井 一維 ………90
- 7：抗がん剤　吉岡 裕雄 ………92

V 知っておくべき臨床検査値

- 1：体温　吉岡 裕雄 ………96
- 2：血圧　赤泊 圭太 ………97
- 3：経皮的動脈血酸素飽和度（SpO_2）　吉岡 裕雄 ………98
- 4：（12誘導）心電図　吉岡 裕雄 ………99
- 5：赤血球　赤泊 圭太 ………100
- 6：白血球　赤泊 圭太 ………101
- 7：ヘモグロビン（Hb）　赤泊 圭太 ………102
- 8：ヘマトクリット値（Ht）　赤泊 圭太 ………103
- 9：LDLコレステロール　赤泊 圭太 ………104
- 10：HDLコレステロール　赤泊 圭太 ………105
- 11：γ-GTP（γ-GT）　赤泊 圭太 ………106
- 12：AST　吉岡 裕雄 ………107
- 13：ALT　吉岡 裕雄 ………108
- 14：ALP　赤泊 圭太 ………109
- 15：空腹時血糖　赤泊 圭太 ………110
- 16：HbA1c　吉岡 裕雄 ………111
- 17：C反応性蛋白（CRP）　吉岡 裕雄 ………112
- 18：心房性ナトリウム利尿ペプチド（H.ANP）　吉岡 裕雄 ………113

19：脳性（心室性）ナトリウム利尿ペプチド（BNP）	吉岡 裕雄	114
20：身体計測	吉岡 裕雄	115
21：総蛋白（TP）	赤泊 圭太	116
22：アルブミン（Alb）	吉岡 裕雄	117
23：SGA、MNA®	吉岡 裕雄	118
24：尿素窒素（UN、BUN）	吉岡 裕雄	120
25：クレアチニン（Cr）	吉岡 裕雄	121
26：総ビリルビン	赤泊 圭太	122
27：PT（プロトロンビン時間）	吉岡 裕雄	123
28：唾液量検査	赤泊 圭太	124
29：細菌検査	吉岡 裕雄	125
30：HBs抗原・HBs抗体	吉岡 裕雄	126
31：HCV抗体	吉岡 裕雄	127

VI これだけは外せない！訪問歯科診療のポイント

1：ADLからの評価		藤井 一維	130
2：体位		黒川 裕臣	136
3：摂食・嚥下	(1) 摂食・嚥下の過程	吉岡 裕雄	140
	(2) VE（嚥下内視鏡検査） VF（嚥下造影検査）	赤泊 圭太	144
	(3) 舌圧測定	荒川 いつか	148

VII 多・他職種との連携のポイント

1：主治医との連携	廣澤 利明	154
2：ケアマネジャーとの連携	吉岡 裕雄	156
3：歯科衛生士への指示（訪問歯科診療の現場から）	白野 美和	162
4：歯科衛生士の役割	白野 美和・池田 裕子	166
5：地域連携室の視点から	吉岡 裕雄・神田 明	170

VIII もしも患者が急変したら

1：緊急時の6W1H　　　　　　　　　藤井 一維 ………176

参考文献一覧 ……………………………………………180
索引 ………………………………………………………184
薬剤名称索引 ……………………………………………189
著者一覧 …………………………………………………192

訪問歯科診療でのカルテ記載 6W1H

I

I 訪問歯科診療でのカルテ記載 6W1H

1 訪問歯科診療の診療録における 6W1H

1．なぜ 6W1H なのか

　この本のタイトルである「6W1H」は、診療録のコンテンツであることがヒントとなった。

　日本歯科大学新潟生命歯学部の学内の健康保険に関する講習会では、「診療室での診療録は、4W1H で記載するが、訪問診療における診療録は 6W1H で記載する必要がある」と説明する。

　診療室では、When（診療日）、Why（なぜ、その処置・手術が必要なのか、その状態）、What（診療内容）、How（具体的な診療内容：どのように）、Who（担当医の記載）で記載することが必要である。

　一方、訪問診療における診療録は、上記に加え、With or To Whom（誰と、誰に）、Where（どこで）を記載する必要がある。すなわち、訪問診療では患家の家族、ヘルパー、施設職員等が立ち合い、家族への説明も必要になる。場合によっては、主治医や訪問看護師の立ち合いのもとで診療を行う場合もある。また、当然ながら、診療した場所が患家なのか、施設なのかなどの記載も必要になる。単に施設名のみならず、その施設が養護老人ホーム、軽費老人ホーム、特別養護老人ホーム、有料老人ホーム、サービス付き高齢者向け住宅、認知症グループホームおよび特定施設など、その種別の記載も必要である。

【訪問歯科診療の診療録は 6W1H】
- When 　　　（いつ）
- Why 　　　（なぜ）したのか
- What 　　　（何を）
- How 　　　（どのように）
- Who 　　　（誰が）
- With Whom （誰と）
- Where 　　（どこで）

When（いつ）

　外来で必要な「When」は○月○日のみで良いが、訪問診療はこれだけでは不足である。

　訪問歯科診療における基本診療料ともいうべき「歯科訪問診療料」や「訪問歯科衛生指導料」は、その診療時間によって点数も異なる。また、「歯科訪問診療料」については、当該診療時間が1時間を超えた場合、30分またはその時間に応じて加算点もあるので保険請求上も重要な記載となる。したがって、○月○日、○時○分～○時○分の記載が必要となる。

　なお、ここでいう診療時間とは、診療前の準備、診療後の片付けや患者の移動に要した時間、同日に実施した訪問歯科衛生指導に係る時間を含まない。また、交通機関の都合等、移動に要した時間は診療時間に算入できない。したがって、患家に到着した時刻と診療を開始した時刻および終了した時刻、患家を後にした時刻の記載もするほうが、いらぬ誤解を招くことはない。

　また、退院時カンファレンスに参加した場合に算定する退院時共同指導料についても、日時の記載を行うのはいうまでもない。

Why（なぜ）

　ここでいう「Why」とは、診療の根拠もさることながら、訪問診療を行わなければならない理由が最も重要である。

　通院が容易な者に対して訪問歯科診療料の算定はできない。傷病のため通院による歯科治療が困難な患者がその対象であり、その困難な理由がこの「Why」となる。

　脳梗塞後遺症による歩行困難等、通院不能となる具体的な状態がそれにあたり、単に認知症では通院困難の理由にはならない。

　また、訪問診療の基本は、患者（患家の家族を含む）の求めに応じて行うものであり、さらには継続的な歯科診療が必要と認められた患者に対する同意を得て行うものである。したがって、これらの経緯もここに記載する必要がある。

訪問歯科診療の診療録における6W1H

What（何を）

患者の傷病または症状に対して、具体的にどのような検査、指導、処置、麻酔、手術または歯冠修復・欠損補綴等を行ったか記載する。この記載は、外来で診療録に記載することと同じである。

How（どのように）

前項の「What」の詳細を具体的に記載することになるが、特に訪問診療では、診療体位、患者体位が異なるため、その状況についても記載する方が妥当である。

Who（誰が）

基本的には、歯科医師が当該医療機関に1人しかいない場合を除き、診療を行ったのが「誰なのか」を分かるように記載するのは当然であるが、歯科衛生士が行った行為についても同様に明確にする。

With Whom（誰と）

ここでいう「誰と」とは、同行の歯科衛生士等の自院スタッフを指すのではなく、患家の場合は、家族やヘルパー、施設の場合は施設職員等がそれにあたる。

なお、患家で患者の全身管理上の問題から、患者の医科主治医等が立ち会う場合もあるので、その際は在宅療養を担う保険医療機関の医師名等も記載する必要がある。

また、患者の状態の急変や診療方針の変更等の際、診療等を行う医療関係職種等が一堂に会し在宅患者緊急時等カンファレンスを行う場合も、同様にその同席者も記載する。

Where（どこで）

　患家、介護老人保健施設、特別養護老人ホーム、軽費老人ホーム、有料老人ホームショートステイ等で宿泊サービスを提供している施設等のほか、歯科のない保険医療機関などが診療の場であるが、その場所、対象人数等で算定も異なる。また、世帯が異なっていても、同一建物では同様に算定も異なる。

　したがって、毎回の必要はないが、実施した場所の住所も記載する。

　なお、平成28年の診療報酬改定で、歯科を標榜する病院に入院中の患者に対して、周術期口腔機能管理や周術期口腔機能管理に伴う治療を行う場合について、歯科訪問診療料等が算定可能になったが、単に入院中の患者の歯科治療等は認められていないので、注意されたい。

2．診療録の目的

　診療録を記載する際、「算定要件を満たす記載」をゴールにする者が多いが、これは、本末転倒である。診療録の内容から算定要件に見合う項目を拾い、算定することが原則である。

　診療録は本来、収集した症状、所見、検査結果である分析対象が診療情報として記載され、その分析評価から診断に至った論理過程および問題解決のプロセスも明確に記載されているべきものである。

　また、診療録は患者さんのものであり、たまたま、それが医療機関に保存されているものと考えなければならない。昨今、「100年カルテ」という言葉が出現しているが、正しくそれは、診療録に基づいて、患者さんの医療に関する物語が書ける「患者さんの受診記録の日記的なコンテンツ」が必要であることを意味している。

患者の状態を把握するための6W1H

II

1 コミュニケーション

Ⅱ 患者の状態を把握するための6W1H

初回訪問時のコミュニケーションは特に重要である
◎訪問診療に不安を持つ患者、家族も多い
◎マナーを守り、良好なコミュニケーションをとることで不安を取り除く

訪問診療を依頼した理由は？
◎現在患者が何に困っているのかを理解する

患者、患者背景は？
◎性格、背景（家族構成）、コミュニケーション能力を把握する

キーパーソンは？
◎普段の患者の様子をよく把握している人物は誰か
◎治療計画や診療費の説明を行うべき人物は誰か

適切な場の設定
◎プライバシーに配慮し、患者が落ち着く環境を

コミュニケーションの方法
◎患者を理解し、自尊心を尊重する
◎認知症、失語症、聴覚障害などでは特にコミュニケーション手段を配慮する

患者のことを理解し、尊重すること

　訪問診療をスムーズに進める上で、患者、患者家族との信頼関係を築くことが重要である。生活の場に足を踏み入れるにあたり、靴を揃える、挨拶をするなどのマナーを守り、患者や家族に不快感を与えないよう配慮することも忘れてはならない。「歯科医師の〇〇です」「歯科衛生士の〇〇です」など自分の立場を明確に示した上で、医療面接を開始する。「おじいちゃん」「おばあちゃん」などの呼びかけや子供に話しかけるような話し方は失礼と受け取られることも多く、「〇〇さん」と名前で呼び、敬語を使うことが基本である。

　訪問前には、ケアマネジャー等にキーパーソンが誰かを確認しておくことも重要である。病状や日常の様子を把握しているキーパーソンと、診療費等の経済面のキーパーソンが異なる場合もあるため注意する。

　初回訪問時は、普段の患者の様子をよく把握している人物に同席していただき、十分な情報収集を行う。訪問歯科診療に不安を持っている場合もあるため、心配なことなどを聞き取り、少しでも不安を取り除くようにする。具体的には、主訴や症状を確認する中で、患者が最も困っていることを理解し共有することが患者の不安を取り除くとともに、その後の治療計画立案にも役立つ。

　コミュニケーションに配慮が必要な疾患・障害として、認知症、失語症、聴覚障害などがある。認知症の患者では、ゆっくりと分かりやすい言葉で、かつ短い文章で説明し、非言語的コミュニケーションを多用することも大切である。すべてが分からないのではないことを念頭に置き、患者の言葉や表情から心の中を理解する姿勢が必要である。失語症の中には、運動性失語症（他人の話すことは理解できるが、自分の思っていることを言語に表現できない状態）や感覚性失語症（言葉の意味は理解できないが、自分が話すことはできる状態）などがあり、前者では「はい」「いいえ」で回答可能な質問をする、後者ではゆっくり話しかけながらジェスチャーを加えるなど、コミュニケーション方法を工夫することによって理解可能となる場合も多い。聴覚障害患者では、障害の程度を理解し、耳元でゆっくり話しかけることや場合によっては筆談をするなどの方法をとる。

2 生活状態、介助

Ⅱ 患者の状態を把握するための6W1H

タイムスケジュールは？
◎生活のリズムや他のサービスのスケジュールを把握し、歯科介入のタイミングを考える

通院困難な理由は？
◎ADL、日常生活自立度等の確認
☞ Ⅵ これだけは外せない！訪問歯科診療のポイント「ADLからの評価」P130〜P135 参照

どのようなサービスを受けているか？
◎リハビリテーションや訪問介護など

キーパーソンは？
◎日常の様子をよく知る家族や施設職員、ケアマネジャーから情報を得る

居住環境は？
◎訪問診療を行うための場所が確保できるか？
　照明、水場など

介助方法は？
◎誰がどのタイミングで行うのか検討し、他職種との連携を図る

自立度や生活状況をしっかりと把握

　訪問歯科診療の対象となる患者は、傷病、疾病のため通院困難なものであり、主に高齢者や障害者が対象となる。患者の自立度を確認し、診療や指導を行うこと、また、生活状況を確認し、これに応じた治療計画やケアプランを立案することが必要となる。

　高齢者の心身機能を評価する代表的なものとして ADL、障害高齢者の日常生活自立度（寝たきり度）判定基準、認知症高齢者の日常生活自立度判定基準などがある。また、口腔清掃についての自立度を確認する項目として BDR 指標があり、口腔衛生指導を行うにあたっては事前に把握しておく。

　生活状況については、日常の様子をよく知る家族や施設職員、ケアマネジャーから情報を得ておく。毎日のタイムスケジュールが密に組まれている場合もあり、歯科が介入するタイミングも注意が必要である。例えばリハビリテーションで疲れているところに歯科治療が入ってしまったり、観血的処置後に訪問入浴が来てしまった……といったことが無いよう、確認を行っておく。

　口腔清掃の自立度が低い患者においては、日常の清掃介助を誰がどのタイミングに行うかといった点も検討し、他職種との連携を図るとともに、家族など特定の者に負担が集中しないよう配慮する。また、診療や口腔ケアを行う際に起き上がりや移動に介助が必要な際は、歯科医師や歯科衛生士が介助を行う場合もあるが、安易に行わず、まずは日常の介助を行っている者に確認をした上で事故の無いように対応することが必要である。

3 医療情報

Ⅱ 患者の状態を把握するための 6W1H

情報収集のタイミングは？
◎訪問診療依頼時、または初回訪問時が望ましい

現病歴や既往歴は？
◎現病歴や既往歴のほか、日々の状態変化や詳しい検査データなども把握すると良い。また、どのようなサービスを受けているのかを確認する

全身状態を把握した上で診療する
◎訪問診療先では、歯科処置の内容に関係なく患者の急変を経験するケースがある

キーパーソンは？
◎ケアマネジャーをはじめ、訪問看護師や主治医からの情報提供が重要になる

どこで聞くのか？
◎ケアマネジャーに情報提供を依頼すると郵送やFAXで対応してくれる

安心して治療を開始するためには？
◎疾患名だけではなく、コントロール状態を把握することが大切である

全身状態を把握した上での診療を心がける

　外来診療では、患者本人から現病歴や既往歴などの医療情報を聴取することができる。一方、訪問診療では、家族から間接的に大まかな医療情報しか収集できない。ましてや老老介護の家庭では、患者の医療情報の詳細を把握することはさらに難しくなる。

　高齢者の既往歴を効率的にまとめることは難しいため、患者が介護保険を利用している場合は、ケアマネジャーに情報提供を求めることが有効である。医療情報収集のタイミングは、訪問診療依頼時または初回訪問時が望ましい。情報提供をケアマネジャーに依頼すると、郵送やFAXで対応してくれる。これらの情報をよく確認した上で日々の状態変化を知るためには、訪問看護師に情報提供を求める。より詳しい状態の確認や検査データが必要な場合は、主治医へ対診する。

　介護サービス内容から、歯科治療への影響を評価することも必要である。入浴、リハビリテーション、訪問看護、デイサービス……在宅患者は多忙である。例えば、入浴やリハビリテーションで疲れた後は血圧変動が大きくなるため、負担のある治療は避けるよう心がける。

　訪問診療先では、処置内容に関係なく患者の急変を経験するケースがある。安心して治療を開始するために、既往歴だけではなくコントロール状態を知ることが大切である。当日の全身状態を把握した上での診療が重要である。

4 居住環境

Ⅱ 患者の状態を把握するための6W1H

いつから療養しているのか？
◎現在の全身状態等、総合的な情報収集を行う

なぜその体位・姿勢なのか？
◎どのような姿勢がとれるのか
◎どの位置・姿勢で診療するかをイメージする

部屋の配置等は？
◎生活（療養）している場所の間取りや状況も確認する

立会人は？
◎医療安全の立場から、必ず立会人をお願いする

どこで治療するのか？
◎家族・施設職員に診療場所を相談する

シミュレーションする
◎居住環境での行動イメージを共有する

治療方針のエンドポイント決定に重要な要件

　診療環境は、患者(利用者)の生活の場である。最適な治療のためには、家族・他職種との信頼関係を築き、チーム医療に参加する意識を持つことが必須になる。そのため、居住環境下での診療マニュアル作成が重要となる。

　ファーストコンタクトは、家族・主治医・ケアマネジャー等になるが、まずは情報確認のキーパーソンは誰かを絞り込む。そして、現在の全身状態等、総合的な情報収集を行う。書類のやり取りだけでは把握できない情報があるかもしれないため、「連携の第1歩」という気持ちで積極的にキーパーソンに働き掛けていきたい。

　診療を実施する場所は、居宅では部屋か居間等、施設では部屋か共用スペース等になるが、毎回、同じ場所を念頭に家族・施設職員と相談する。診療場所の間取りや状況についても、ベッドの位置、車椅子、コンセントの位置、家具の配置、水道・流し台の位置、部屋の明かりの状態等を確認し記録する。

　患者はベッド・車椅子でどのような姿勢がとれるのか。これによって歯科医師・歯科衛生士は、どの位置・姿勢で診療するかをイメージする。このような生活の場の配慮と対応は、患者と術者側の安心・安全につながるため、考慮することが大切である。緊急時の対応ならびに、スタンダードプリコーションについても取り組んでいただきたい。

　施設・居宅での訪問歯科診療は、密室状態になりがちである。医療安全の立場から、必ず立会人をお願いすることが必要になる。

　事前情報・初診時情報とニーズを整理して訪問歯科診療をシミュレーションし、スタッフ間で居住環境での行動イメージを共有することが重要である。訪問後は、器具器材の配置、患者と術者の位置、受け渡し動線等について改善点を抽出する。居住環境の把握と整備は、治療方針のエンドポイント決定に重要な要件となることを認識するべきである。

全身疾患を把握するための6W1H

全身疾患 6W1H

Ⅲ 全身疾患を把握するための 6W1H

発病時期・治療開始時期
◎発病からの期間、薬剤の服用期間などを把握
◎治療期間によって対処方法が異なる場合が多い

病名や治療方法（薬剤等）
◎患者本人・家族が曖昧な場合は要注意
◎服用薬剤の確認等

原因（原因疾患、基礎疾患等）
◎原因疾患も含めた進行レベルに注意
◎多くが複数の全身疾患を有していることに注意

部位・合併症等、医療機関
◎障害部位・発症部位、後遺症の確認
◎どこの医療機関にかかっているのかも確認

主治医・キーパーソン
◎主治医は必ず確認・把握
◎家族やケアマネジャーとのコミュニケーションや情報収集、説明も確実に行う

診療時等の注意事項
◎全身疾患別に、歯科治療時の注意事項がある
◎患者の状態によっては、歯科治療よりも優先すべき事項があることに留意

治療方法・対処法・薬剤の服薬方法
◎患者の全身疾患のみならず、ステージに合わせた適切な対処法が必要となる

訪問診療の意義と全身疾患 6W1H

　訪問歯科診療の対象患者は、整形外科領域の一時的な外来受診不能患者を除き、全身疾患を有するいわゆる有病者であり、極力この全身疾患の増悪を避けるべく訪問時は細心の注意が必要である。また、訪問にて行う「在宅歯科医療」は外来患者への対応とは異なり、歯科診療、口腔ケア、リハビリテーションが 3 本柱となる。場合によっては、いわゆる「治療」が必須とはいえず、患者の QOL 向上に対応することが重要となる。

《回復期からのサポート》

　医療・介護は急性期から回復期、慢性期・維持期から終末期とつながる。急性期に対応する病院歯科は別として、訪問歯科診療では、回復期、維持期、終末期とそのステージ毎に「診療」「リハビリテーション」「ケア」の比重が異なってくる。2013 年 8 月の社会保障制度改革国民会議の報告書にもあるように「治し・支える医療」でなければならず、回復期（多くは維持期）からのサポートが訪問歯科診療の使命である。すなわち、それはリハビリテーションとケアの比重が高いことを意味する。そのためには、全身疾患を把握することが必須となる。

　本章は、基本的な考え方として、分かりやすくそのポイントを『6W1H』というプロセスでまとめている。これから訪問歯科診療を始める・始めて間もない先生方の知識の基盤になれば幸いである。

《全身疾患の 6W1H》

　全身疾患の評価のために、【When ＝いつ】から罹患、治療および薬剤の服用を開始して、それは【What ＝何の】病気や薬剤なのか、そして【Why ＝原因】疾患は何か、なぜ罹患したか、なぜその薬剤が与薬されているかを把握する。また、【Where（部位）】は、障害部位・合併症・後遺症・発症部位の確認や、場合によっては、どこの医療機関にかかっているか、【Whom ＝何科の主治医】との連携・対診が必須となるのか、介護の中心は誰なのか（例えば家族の誰から患者の状態の情報を得るのか）などの情報が必要となる。さらに、疾患に特有な【Warning ＝要注意事項】と【How ＝対処方法】も念頭におかねばならない。

Ⅲ 全身疾患を把握するための 6W1H

1 脳血管障害

発症時期は？
◎頭蓋内出血の場合、発症から6ヶ月間の歯科治療は避ける

服用中の薬剤は？
◎抗血栓薬の服用に注意
◎特にワルファリンの服用時にはPT-INRの確認が必要

脳血管障害の原因（種類）は？
◎脳血管障害（脳卒中）の種類によって、治療法や歯科治療時の注意点が異なる

後遺症は？
◎後遺症による歯科治療の問題点や対応策も検討
◎嚥下障害の有無に注意

主治医は？
◎観血的処置は、主治医との連携が必要

隠れた基礎疾患に注意
◎動脈硬化や高血圧が原因で出血が起きるケース、不整脈（心房細動）が原因で脳梗塞になるケースなどがある

バイタルサインを確認
◎治療時は痛みやストレスによる血圧変動に十分注意

「脳卒中」とは脳血管の出血や梗塞が原因で症状が出ている状態をいう。一方、「脳血管障害」とは、検査等で見つかった動脈瘤や無症状の梗塞なども含む。訪問診療で遭遇するのは、脳卒中後遺症を持つ患者である。

脳卒中は、寝たきりの原因"No.1"

　脳卒中は、脳血管が破れて起こる「頭蓋内出血」と、詰まることで起こる「脳梗塞」に大別できる。原因は異なるが、両者とも脳細胞がダメージを受けることには変わりがなく、後遺症の症状には大差はないと考えて良いだろう。
　しかし原因が異なるため、患者の内服薬の種類などが異なり、歯科診療での注意点にも違いがある。

《頭蓋内出血》
　動脈瘤が動脈硬化や高血圧症の原因となり出血が起きた状態で、くも膜下出血などがこれに相当する。出血後、一命を取り止めた患者は止血処置や再発処置としてクリッピング（血管をクリップで挟む）や脳動脈瘤コイル塞栓術（動脈瘤の中にプラチナ等の金属を詰め込み、破裂を防止する）をされている。周術期には抗凝固薬などが投与されているが、訪問歯科診療で患者を診る頃（発症から6ヶ月間の歯科治療は避ける）にはそれらの薬は投与されておらず、むしろ血圧のコントロールに重点が置かれている。そのため、治療時は痛みやストレスによる血圧変動には十分注意する必要がある。

《脳梗塞》
　脳梗塞には、小さな血管が詰まるラクナ梗塞、じわじわと血管が狭くなっていくアテローム血栓性脳梗塞、そして心臓で形成された血栓が原因の心原性脳塞栓症などがある。基本的には、脳梗塞の場合、ワルファリンなどの抗血栓薬が継続して投与されていることが多い。心原性脳塞栓症の場合は、高率で心房細動への抗不整脈薬投与がなされている。「脳梗塞」というキーワードに出会ったときは「不整脈」「心房細動」を連想していただきたい。
　脳梗塞後遺症患者に対しては、脳血流量が低下しないように配慮すべきである。痛みによる過呼吸、降圧剤や抗不整脈薬の過量内服による過度の血圧低下などに注意する。他の基礎疾患も同様ではあるが、脳梗塞だけにとらわれず、内服薬や基礎疾患、そしてバイタルサインの再確認を心がけたい。

☞ Ⅲ 全身疾患を把握するための6W1H「17. 身体障害」P70～71 参照

2 高血圧症

III 全身疾患を把握するための 6W1H

いつ頃から高血圧（血圧が高め）？
◎65 〜 74 歳では、およそ 1.5 人に 1 人が高血圧症に罹患しているといわれている

服用中の薬剤は？
◎Ca 拮抗薬、ARB、ACE 阻害薬、降圧利尿薬などの服用中薬剤、血圧低下や徐脈にも注意

原因疾患は？
◎高血圧症患者では、合併症や原因疾患も考慮が必要

合併症は？
◎循環器系の合併症にも注意
◎心不全の有無に注意

主治医は？ 薬の管理者は？
◎高血圧の放置に注意
◎認知機能が低下している高齢者では、家族や介護者に服薬状況を確認し、過剰内服に注意

局所麻酔
◎コントロールされている高血圧症で、内服薬との相互作用に問題がない患者であれば、アドレナリン含有局所麻酔薬も 1 mL 程度は問題なく使用することができる

バイタルサインを確認
◎治療時は痛みやストレスによる血圧変動に十分注意
◎局所麻酔をしっかり使い、ペインコントロール

高血圧症の放置に注意

　高血圧症は、収縮期血圧が 140mmHg 以上または拡張期血圧が 90mmHg 以上の状態である。平成 23 年の国民健康・栄養調査によれば、65 〜 74 歳の 66％、75 歳以上の 80％が罹患しており、臨床での遭遇機会は非常に多い。高血圧症のほとんどが原因疾患の無い本態性高血圧症であるが、腎疾患や糖尿病が原因で引き起こされる二次性高血圧症もある。また、脳卒中、心筋梗塞、慢性腎臓病などの罹患リスクを高くする（P33 資料 1 参照）。高血圧症患者を診る際は、合併症や原因疾患にも考慮が必要である。

《服薬状況の確認を心がける》

　高血圧症患者は、Ca 拮抗薬、ARB、ACE 阻害薬、降圧利尿薬などを内服している場合が多い。基本的にはコントロールされているケースがほとんどではあるが、内服治療開始時や投薬内容の変更があった際は、血圧の変動が予測されるため、それに伴う意識レベルの低下や転倒リスクの増大にも注意しなければならない。

　認知機能が低下している高齢者では、内服薬の管理が曖昧になり、指示通りの服薬がされていない場合や過剰内服をしている場合もある。訪問時には家族や介護者へ服薬状況を確認するように心がけたい。

《局所麻酔薬について》

　局所麻酔薬は、アドレナリンが含まれていないものを使用することが望ましい。しかし、コントロールされている高血圧症で、内服薬との相互作用に問題がない患者であれば、アドレナリン含有局所麻酔薬も 1 mL 程度は問題なく使用することができる。抜歯等で止血が必要な場合は、十分に注意して使えば効果的である。しっかりと局所麻酔を奏功させ、痛みをコントロールすることを心がけたい。

☞ Ⅳ 注意を要する服用中薬剤「循環器系薬剤」P90 〜 91 参照

高血圧症

《血圧は低いほど安全？》

　日本高血圧学会の高血圧治療ガイドラインでは、後期高齢者患者の降圧目標は、診療室血圧で 150/90mmHg 未満、家庭血圧で 145/85mmHg 未満としており、これは、若年・中年・前期高齢者患者（いわゆる成人）のそれよりも高い。これは、血圧は下げれば下げるだけ良いというものではないことを意味している。高齢者は、ある程度の血圧がないと脳血流量が維持できない。また、収縮期血圧を 130mmHg 以下に下げると脳卒中、脳梗塞、ラクナ梗塞などの危険な状態になりかねない。

　一方、糖尿病や腎障害の患者では、血管の脆弱性も相まって、その目標値は低く設定されている。また、脳血管障害患者や冠動脈疾患患者では、いわゆる成人のそれと同じ設定になっている。対診時に、医師訪問時の血圧（通常時）または治療目標血圧を確認する。

《降圧薬から読む！》

　降圧薬の選択にあたり、その患者の病態や疑い状態を考慮して、資料2のような選択が成されている。言い換えると、投薬内容から基礎疾患を疑うまたは推定することができる。この推定がリスク評価に有効である。

■資料1　診察室血圧に基づいた心血管病リスク層別化（JSH2014）

リスク層 （血圧以外の予後影響因子）	血圧分類	Ⅰ度高血圧 140-159/ 90-99mmHg	Ⅱ度高血圧 160-179/ 100-109mmHg	Ⅲ度高血圧 ≧180/ ≧110mmHg
リスク第一層 （予後影響因子がない）		低リスク	中等リスク	高リスク
リスク第二層 （糖尿病以外の1-2個の危険因子、3項目を満たすMetSのいずれかがある）		中等リスク	高リスク	高リスク
リスク第三層 （糖尿病、CKD、臓器障害/心血管病、4項目を満たすMetS、3個以上の危険因子のいずれかがある）		高リスク	高リスク	高リスク

■資料2　主要降圧薬の積極的適応（JSH2014）

		Ca拮抗薬	ARB/ACE阻害薬	サイアザイド系利尿薬	β遮断薬
左室肥大		●	●		
心不全			●*1	●	●*1
頻脈		● （非ジヒドロピリジン系）			●
狭心症		●			●*2
心筋梗塞後			●		●
CKD	蛋白尿－	●	●	●	
	蛋白尿＋		●		
脳血管障害慢性期		●	●	●	
糖尿病／MetS *3			●		
骨粗鬆症				●	
誤嚥性肺炎			● （ACE阻害薬）		

＊1：少量から開始し、注意深く漸増する
＊2：冠攣縮性狭心症には注意
＊3：メタボリックシンドローム

3 虚血性心疾患

Ⅲ 全身疾患を把握するための 6W1H

発症（最初の発作）はいつ頃ですか？
◎発症や発作からの期間により重症度や歯科治療時のリスクを評価する

服用中の薬剤は？
◎抗凝固薬、抗血小板薬の服用に注意
◎ステント留置、ペースメーカ植込みなどに注意

発症に至った基礎疾患は？
◎糖尿病や高血圧症、高脂血症、喫煙など

発作時の痛みを感じる部位に注意
◎狭心症では、胸部以外に、左肩、首、あご、奥歯などの痛みを感じることがある

主治医は？
◎まずは主治医（循環器内科など）に相談
◎不安な場合は医療機関と連携または紹介

観血的処置
◎観血的処置を行う際、一次止血を確実に
◎歯科治療に伴うストレスによる狭心症発作に注意
　→狭心症発作時の対処法として硝酸薬の舌下投与がある

バイタルサイン、AED を
◎処置直前のバイタルサインを確認する
◎発作中に心室細動を引き起こすこともあるため、AED をすぐに使用できるようにしておく

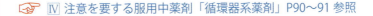
Ⅳ 注意を要する服用中薬剤「循環器系薬剤」P90〜91 参照

バイタルサインの確認はもちろん、AEDも準備

「狭心症」や「心筋梗塞」は、心臓自体が虚血状態になることによって胸痛等の症状を引き起こす疾患であり、これらをまとめて「虚血性心疾患」と呼ぶ。糖尿病や高血圧症、高脂血症、喫煙などが危険因子となり動脈硬化を引き起こし、二次疾患として虚血性心疾患を引き起こすことが多い。発作時は、胸のあたりを中心に締め付けられる、圧迫される、胸やけのような痛みなどを訴える。ときに、左肩や首、あご、奥歯などの痛みを感じることもある。心臓が酸欠状態になると、心筋の動きが悪くなり、心臓のポンプ機能が低下するため、重症になると全身が虚血状態となって血圧が低下し、ショック状態となる。

《狭心症》

冠動脈が動脈硬化や一時的な痙攣によって狭くなり虚血することで起こる。症状は一時的で、数十秒から長くても10分ほどで収まる。訪問歯科診療中は、疼痛等のストレスで心臓に負担がかかり、労作性狭心症が起こることが考えられる。狭心症発作は、硝酸薬（ニトログリセリン）の舌下投与あるいは噴霧によって発作を収めることができる。なお、本症の治療法として、薬物療法や血栓溶解療法、冠動脈形成術、冠動脈バイパス術などがある。

《心筋梗塞》

冠動脈の内側にコレステロールが蓄積し、そこに亀裂が入ると微出血によりかさぶたができる。次第に血管が狭窄して完全に塞いでしまうと、心筋に酸素がいかず壊死し、心臓のポンプ機能が低下することで心筋梗塞発作となる。心臓への負荷とは関係なく突然発症を起こすことがある。心筋梗塞の発作は、吐き気や冷や汗を伴い、体を動かすのも辛いほどの胸痛が20分以上継続する。高齢者や糖尿病患者では激しい痛みを感じないこともある。

《観血的処置について》

虚血性心疾患の既往がある患者は、予防投与に抗血小板療法が行われていることが多い。訪問歯科診療で観血的処置を行う際は、一次止血を確実に行う。狭心症は血圧が上昇することが多く、心筋梗塞は血圧が降下するため、発作時の鑑別点として利用できる。また、発作中に心室細動を引き起こすこともあるため、AEDをすぐに使用できるようにしておくことも大切になる。

4 心不全

Ⅲ 全身疾患を把握するための6W1H

発症時期は？
◎心不全の既往がある場合には、発症がいつ頃か把握する

症状は？ 薬剤は？
◎息切れ、動悸、倦怠感、四肢冷感、下腿浮腫、頻脈傾向がみられる
◎心不全に対する薬剤を確認する

原因疾患は？
◎心不全に関連する因子には高血圧症、虚血性心疾患、弁膜症などがある

主治医は？
◎まずは主治医（循環器内科）へ対診
◎心不全が適切にコントロールされているかの確認と原因疾患も含めた内服状況について確認する

高齢者では、隠れ心不全に注意！
◎病歴に心不全の記載が無い場合でも、高齢者では虚血性心疾患や弁膜症等の合併症がある場合は要注意
◎息切れや動悸といった普段の体調と異なる場合にはその変化に注意

バイタルサインの確認
◎疼痛コントロールとバイタルの確認を確実に行う
◎体位変換時もゆっくりとした動作で行うよう配慮

☞ Ⅳ 注意を要する服用中薬剤「循環器系薬剤」P90～91 参照

原因疾患とコントロール状況の把握が重要

　心不全とは心臓のポンプ機能の低下により、末梢組織が必要とする血液量を循環できなくなった状態を指し、狭心症や心筋梗塞といった疾患名とは異なり、さまざまな心疾患を原因とする病態のことである。心不全に至る原因には、高血圧症、虚血性心疾患、弁膜症が最も代表的だが、他にも薬剤の相互作用や有害作用によるもの、高血圧による左室肥大で、拡張不全を生じ、心不全に至るものも存在する。リスクファクターとしては、動脈硬化、糖尿病、肥満が挙げられ、心筋症の家族歴がある場合も注意が必要である。

　この心不全に肺うっ血を伴うものをうっ血性心不全という。安静時は、末梢組織が必要とする血液量が減少しているため、必要な心拍出量を維持できるが、体位変換時やベッドから車椅子に移乗するような場合には、心拍数の増加や呼吸数の増加をきたし、動悸や息切れとして認識する。さらに拡張期圧の上昇により静脈にうっ血（局所の静脈および末梢血管に静脈血が貯留している状態）を生じるようになる。

　心不全の分類としては、時間〜日単位のものを急性心不全、月〜年単位のものを慢性心不全という。また、障害が左心系か右心系かによって、左心不全と右心不全に大別される。

　訪問歯科診療では、はじめに心不全が適切にコントロールされているかどうかを主治医（循環器内科）へ対診し、確認することが肝要である。特に高齢者では、症状の発現が遅く、非定形的なことが多いため、心不全があるにも関わらず治療を受けていない場合や、治療を受けていたとしても、服薬コンプライアンスが悪く、心不全が悪化しているケースも存在するので、内服薬の状況も含めて確認する必要がある。

　薬物療法では、うっ血の改善を目的に利尿剤やACE阻害薬のように、腎臓における水分の再吸収を抑制するケースがみられる。また、血管拡張や過剰な心機能亢進を防ぎ、心臓への負荷を軽減する目的で、β遮断薬が用いられている場合も多くみられる。一方で、心筋収縮力を増強する目的で、ジギタリスといった強心薬を処方されているケースも散見される。この場合、ジギタリス中毒に注意が必要で、不整脈を発現するような場合は注意が必要である。

　歯科治療については、身体活動時に動悸や呼吸困難、狭心痛を生じていたとしても、安静時は問題なく生活できている方であれば、ほとんどの歯科治療は可能と考

えられる。しかし、観血的処置を行う場合は、原因疾患に準じた対応が必要となる。例えば、頻脈性不整脈が認められる場合には、麻酔薬の選択を考慮すべきであり、心筋虚血・梗塞による心不全の場合は、抗凝固療法による出血のリスクが考えられる。また、弁機能不全による心不全の場合は、抗菌薬の予防投与の必要性を検討する必要がある。

このように、心不全の原因疾患は個人によって異なり、歯科での対応方法も大きく異なるため、原因疾患を把握した上で処置を行う。さらに、治療時間はできるだけ短く、精神的ストレスも最小となるように配慮したい。また、体位変換時はゆっくりとした動作で行い、歯科診療時のバイタルサインの確認は必須である。安静時にも関わらず、動悸、呼吸困難、狭心痛を認める場合には、処置は困難と判断し、歯科治療の中止、主治医への報告も必要である。

■資料1　心不全の原因

心臓に起因するもの	心臓自体の病変	心筋症、心筋炎、心筋梗塞
	心臓の機械的障害	大動脈弁狭窄、高血圧（圧負荷の増大）、大動脈弁・僧帽弁閉鎖不全、心室中隔欠損（容量負荷の増大）、僧帽弁狭窄（心室への流入障害）
	調律異常	房室ブロックによる徐脈、発作性頻拍、心房細動
心臓以外に起因するもの	肺疾患によるもの	肺線維症、肺高血圧症
	全身疾患によるもの	重症貧血、甲状腺機能亢進症、腎不全

■資料2　心不全の治療薬

分類		一般名	商品名
強心剤	ジギタリス製剤	ジギタリス	—
		ジギトキシン	ジギトキシン®
		ジゴキシン	ジゴキシン®、ジゴシン®
		メチルジゴキシン	ラニラピッド®
		ラナトシドC	セジラニド®
利尿剤	ループ利尿薬	フロセミド	ラシックス®
	サイアザイド利尿薬	トリクロルメチアジド	フルイトラン®
	抗アルドステロン	スピロノラクトン	アルダクトン®A
血管拡張剤	亜硝酸薬	硝酸イソソルビド	ニトロール®
	Ca拮抗薬	ニフェジピン	アダラート®
	ACE阻害薬	カプトプリル	カプトリル®

■資料3　心不全の治療方法

特殊療法				
交感神経刺激剤				
血管拡張剤				
ジギタリス製剤				
利尿剤				
塩分制限				
身体活動の制限				
NYHAによる機能分類*	Ⅰ度	Ⅱ度	Ⅲ度	Ⅳ度

＊NYHA（New York Heart Association）機能分類

Ⅰ度	心疾患はあるが身体活動に制限はない。日常的な身体活動では著しい疲労、動悸、呼吸困難あるいは狭心痛を生じない。
Ⅱ度	軽度の身体活動の制限がある。安静時には無症状。日常的な身体活動で疲労、動悸、呼吸困難あるいは狭心痛を生じる。
Ⅲ度	高度な身体活動の制限がある。安静時には無症状。日常的な身体活動以下の労作で疲労、動悸、呼吸困難あるいは狭心痛を生じる。
Ⅳ度	心疾患のためいかなる身体活動も制限される。心不全症状や狭心痛が安静時にも存在する。わずかな労作でこれらの症状は増悪する。

5 その他の心疾患（不整脈、心臓弁膜症）

Ⅲ 全身疾患を把握するための 6W1H

発症時期は？
◎不整脈や弁膜症は、臨床症状が一定でなく、無症状のまま経過している場合もあり、発症時期を予め確認しておくことが肝要

服用中の薬剤は？
◎抗凝固薬や抗血小板薬の投与が行われることが多く、服用中薬剤の確認を行う

主治医は？
◎人工弁置換がされているか、感染性心内膜炎の既往があるか、心予備能について主治医（循環器内科など）へ対診する

服用中薬剤、ペースメーカなど
◎抗血栓薬服用患者では出血に注意。ペースメーカ装着患者では、体内に通電する機器の使用は禁忌。人工弁置換患者では、感染性心内膜炎に注意し、抗菌薬の予防投与を行う

短時間で簡単な処置を
◎治療中のストレスや疼痛の発現は循環動態への悪影響が懸念されるため、なるべく短時間で行える簡単な処置にとどめる

☞ Ⅳ 注意を要する服用中薬剤「循環器系薬剤」P90～91 参照

主治医への対診が前提になると心がける

《不整脈》

　心臓は休むことなく収縮と拡張を繰り返し、全身に血液を循環させるポンプ作用を営むが、この活動は刺激伝導系での電気刺激によってペーシングされている。不整脈は正常なペーシングが障害されている状態で、心房細動、期外収縮、房室ブロック、徐脈等が高齢者で多いのが特徴である。

　訪問歯科診療の対象患者の中には、定期的に内科を受診して投薬、尿検査、血液検査は行われるものの、心電図検査まではされないことが多く、歯科で検査した際に初めて不整脈があることがわかるという例もある。

　病歴聴取する際に、心電図での異常を指摘されたことがある者、心悸亢進、脈の不整を自覚した既往がある者の場合には、主治医への対診を行い、不整脈の有無を確認しておくことが肝要である。

■資料1　不整脈の種類と歯科治療時のリスク

脈の状態	頻度	考えられる不整脈の種類	症状	発症からの期間	歯科治療時のリスク
脈が乱れる	時々	上室性または心室性期外収縮	特になし		低い
	頻繁	心室性期外収縮など	時々脈が飛ぶのを感じる		要注意
	いつも	心房細動など	特になし		要注意
			意識低下、めまいがある	最近	非常に高い
脈が遅い（<60回/分）	時々	血管迷走神経反射	意識低下、めまいがある		要注意
		高度AVブロック、SSSなど	意識低下、めまいがある	最近	非常に高い
	いつも	洞性徐脈	特になし		低い
脈が速い（≧100回/分）	時々	発作性上室性頻拍など	動悸、胸部不快がある		高い
		発作性心室頻拍など	意識低下、動悸がある	最近	非常に高い
	いつも	洞性頻脈	特になし		要注意
脈がなくなる（心停止）	時々	心室細動	意識を消失したことがある		非常に高い
		無脈性心室頻拍	意識を消失したことがある		非常に高い

高度AVブロック：MobitzⅡ型または3度房室ブロック　　SSS：洞機能不全症候群

その他の心疾患（不整脈、心臓弁膜症）

《弁膜症》

　心臓には三尖弁、僧帽弁、肺動脈弁、大動脈弁の4つの弁膜があるが、その弁膜に障害が起き、正常に機能しなくなった状態を弁膜症という。高齢者では、脳梗塞発症の原因疾患として弁膜症を有するケースが多くみられる。高齢者の場合には、代償機能も衰えてくるため、さまざまな臨床症状を呈するようになる。

■資料2　正常弁と狭窄弁・閉鎖不全弁の動き

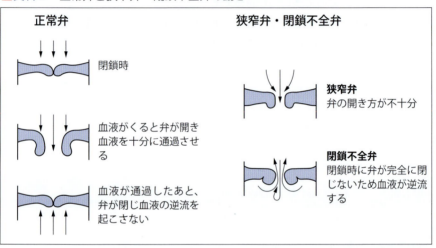

　弁膜症患者の歯科治療に際し、特に注意を要する点は、①人工弁置換術と②血栓予防の目的で投与されている抗凝固薬や抗血小板薬などによって起こる二次的な出血性問題である。①感染性心内膜炎は、心臓の弁膜に疣腫を形成して起こる重篤な全身性敗血症性疾患である。特に、人工弁置換術を受けている患者では感染性心内膜炎を引き起こすリスクが高く、歯科治療の1時間前に抗菌薬の予防投与が必要である。また、起因菌が口腔細菌由来のものが多く、口腔環境の悪化が感染性心内膜炎を招く恐れもあるとして、高齢者における日常的口腔ケアの重要性が再認識されている。②抗血栓療法による二次的な出血については、主治医への対診を行い、休薬が必要な場合には主治医の承諾を得る必要がある。

■ 資料3　歯科処置に際して感染性心内膜炎の予防のための抗菌薬投与が必要な患者（JCS2008）

ClassⅠ：特に重篤な感染性心内膜炎を引き起こす可能性が高い心疾患で、予防すべき患者
- 生体弁、同種弁を含む人工弁置換患者
- 感染性心内膜炎の既往を有する患者
- 複雑性チアノーゼ性先天性心疾患（単心室、完全大血管転位、ファロー四徴症）
- 体循環系と肺循環系の短絡造設術を実施した患者

ClassⅡa：感染性心内膜炎を引き起こす可能性が高く予防したほうがよいと考えられる患者
- ほとんどの先天性心疾患
- 後天性弁膜症
- 閉塞性肥大型心筋症
- 弁逆流を伴う僧帽弁逸脱

ClassⅡb：感染性心内膜炎を引き起こす可能性が必ずしも高いことは証明されていないが、予防を行う妥当性を否定できない
- 人工ペースメーカあるいはICD植込み患者
- 長期にわたる中心静脈カテーテル留置患者

■ 資料4　歯科処置に対する抗菌薬による心内膜炎予防法（JCS2008）

対象	抗菌薬	投与方法
経口投与可能	アモキシシリン	成人：2.0g（注1）を処置1時間前に経口投与（注1,2）
		小児：50mg/kgを処置1時間前に経口投与
経口投与不能	アンピシリン	成人：2.0gを処置前30分以内に筋注あるいは静注
		小児：50mg/kgを処置前30分以内に筋注あるいは静注
ペニシリンアレルギーを有する場合	クリンダマイシン	成人：600mgを処置1時間前に経口投与
		小児：20mg/kgを処置1時間前に経口投与
	セファレキシンあるいはセファドロキシル（注3）	成人：2.0gを処置1時間前に経口投与
		小児：50mg/kgを処置1時間前に経口投与
	アジスロマイシンあるいはクラリスロマイシン	成人：500mgを処置1時間前に経口投与
		小児：15mg/kgを処置1時間前に経口投与
ペニシリンアレルギーを有して経口投与不能	クリンダマイシン	成人：600mgを処置30分以内に静注
		小児：20mg/kgを処置30分以内に静注
	セファゾリン	成人：1.0gを処置30分以内に筋注あるいは静注
		小児：25mg/kgを処置30分以内に筋注あるいは静注

注1）体格・体重に応じて減量可能である（成人では、体重あたり30 mg/kgでも十分と言われている）。
注2）日本化学療法学会では, アモキシシリン大量投与による下痢の可能性を踏まえて、リスクの少ない患者に対しては、アモキシシリン500 mg経口投与を提唱している。
注3）セファレキシン、セファドロキシルは近年MICが上昇していることに留意すべきである。

6 糖尿病

III 全身疾患を把握するための6W1H

発症時期は？
◎長期にわたる場合は合併症に注意

服用中の薬剤は？
◎インスリンや経口血糖降下薬での治療を受けている患者では、低血糖発作に注意

血糖値のコントロール状態は？
◎高齢者の耐糖能の低下にも注意

合併症は？
◎合併症による病態・薬剤に注意

主治医は？
◎放置する患者がいることに注意

歯科治療の部位・病態は？
◎観血的処置の際は、感染予防に十分に配慮

治療前に血糖値のチェックを行う
◎簡易血糖測定器など

> 患者の示す容体が高血糖状態か低血糖状態か判断できない場合、まず血糖を上げる処置を行う。仮に高血糖状態であっても、糖の追加投与によって高血糖の状態をさらに悪化させる心配はない。

訪問歯科診療では、食事のタイミングにも配慮

　発病から年数が経過している場合や血糖値のコントロールが不良である場合には、合併症を有している可能性がある。合併症には、急性合併症（高血糖症、低血糖症）、慢性合併症（大血管障害：脳梗塞、狭心症、心筋梗塞／細小血管障害：網膜症、腎症、神経障害）が挙げられる。近年、歯周病も糖尿病の合併症といわれており、歯周病患者は非歯周病患者と比較して糖尿病の有病率と発症リスクが高いことも報告されている。

　糖尿病患者への訪問歯科診療では、血糖値の把握が重要であり、簡易血糖測定器等を用いて、治療前の血糖値のチェックを行う。血糖値のコントロールが良好に保たれている場合、ほとんどの歯科処置が可能だが、コントロール不良の場合、高血糖では易感染性となる上に創傷治癒不全となるため、注意が必要である。特に、血糖値が 300mg/dL、HbA1c 8%（JDS 値）、8.4%（国際基準値）を超える場合には、内科の受診を進めることも肝要である。このようなケースでは、重症感染症に発展する恐れもあるため、口腔ケアや口腔衛生指導であれば、介入に問題は無いと考えられるが、抜歯などの観血的処置を行う際には、創部縫合、抗菌薬投与、術後の洗浄など、感染予防に十分な配慮が必要となる。

　血糖値が 50mg/dL 以下になると、脳神経系への障害が起き意識消失を引き起こすこともある。インスリンや経口血糖降下薬での治療を受けている患者では、低血糖発作に注意する。低血糖症を予防するためにも、事前にその日の食事時間と量がいつもと同じかどうか、インスリンや経口血糖降下薬が処方どおりに投与されたかどうかを確認する。

　訪問歯科診療も普段の食事の時間は避け、治療後の食事摂取に支障が起きぬよう、一度に広範囲の治療を行わないようにする。また、高齢者では耐糖能（血糖値を正常に保つ働き）が低下しており、低血糖の自覚症状が軽微で非定型的な症状を訴えることもある。過去に低血糖発作を起こしたことがある場合は、低血糖発作の頻度や、どのような状況で低血糖発作が生じたのかを確認する。その他、口渇、多飲、多尿等の症状が続いている、ケトン臭がする、クレアチニン値が上昇している、服薬コンプライアンスが悪い、人工透析患者では血糖コントロールが不良となっている場合が多いなどを注意する。

III 全身疾患を把握するための6W1H

7 認知症

発症の時期、現在のステージ、予後は？
◎進行に合わせて治療やケアの計画を立て直す必要がある

認知症の種類は？
◎アルツハイマー型認知症、脳血管性認知症、レビー小体型認知症、前頭側頭型認知症

原因は？
◎原因は中枢性の実質障害、脳血管障害、外傷、感染など多様

主治医、キーパーソンは？
◎主治医や介護者等からの情報も合わせて必要な情報を収集

口腔清掃は？ 摂食・嚥下機能への影響は？
◎口腔清掃や義歯の管理が困難となる
◎摂食・嚥下障害への対応も必要になる

対処方法
◎介助の受け入れには本人の自尊心が障害となることもあり、慎重に対応
◎早期に必要な治療を済ませておく
◎適切なコミュニケーション・情報収集を行う
◎摂食・嚥下障害への対応を行うとともに診療時や口腔ケア時の誤嚥に注意する

メッセージの本質を理解し、症状の進行を見据えて対応

　医療面接の中で、名前、誕生日の確認などから認知症の有無や状態を推測する。また、介護者や主治医からの情報により認知症の有無と症状を確認する。医科や介護側からは、「認知症高齢者の日常生活自立度」や「MMSE」、「改訂長谷川式簡易知能評価スケール（HDS-R）」等の情報提供を得ることが多いため、これらの評価法は共通言語として知っておく必要がある。

　しばしばコミュニケーションの問題が生じるが、本人の訴えに耳を傾け、メッセージの本質を理解することを心がけるとともに、主治医や介護者等からの情報も合わせ、必要な情報を収集する。

　認知症は脳の器質的変化により生じ、原因は中枢性の実質障害、脳血管障害、外傷、感染など多様であるが、高齢者認知症の種類を多い順に列挙すると、アルツハイマー型認知症（50％）、脳血管性認知症（30％）、レビー小体型認知症（10％）、前頭側頭型認知症の順となり、アルツハイマー型認知症が約半数を占める。

　アルツハイマー型認知症、レビー小体型認知症、前頭側頭型認知症などの変性疾患では、経時的にさまざまな変化が生じ徐々に進行する。対して脳梗塞、脳出血が原因の脳血管性認知症では、再発が無い限りその状態はある程度固定化し、長期間同じ状態が続く。特に、アルツハイマー型認知症に代表される変性疾患では、その進行を見据えた治療計画が必要であり、変化に合わせて治療やケアの計画を立て直す必要がある。

《アルツハイマー型認知症の進行と歯科的対応について》

【初期から中期】

　口腔清掃の問題が生じ、徐々に一部介助が必要となる。複雑な清掃指導を受け入れることは困難となるため単純な説明、指導を心がける。介助の受け入れには本人の自尊心が障害となることもあり、慎重に対応する。必要な歯科治療はなるべく早期に済ませておき、管理しやすい口腔内に整えておく。

【後期】

　口腔清掃の自立がさらに困難となり、一部介助から全介助が必要となる。また、この頃より運動障害も現れ、咀嚼障害、嚥下障害が顕著となる。摂食・嚥下機能に関しては、はじめに先行期障害、一口量やペーシングの不良が原因でのむせ、食べ

こぼしがみられるようになる。さらに進行すると、嚥下反射の遅延、姿勢保持の困難が生じ、食事も一部介助から全介助となるケース、さらには経口摂取が困難となり経管栄養などの方法も必要となる。

「口を開けてくれない」「歯ブラシを入れると咬んでしまう」といった症状は、それぞれ"口すぼめ反射"、"咬反射"の出現が関与していることがある。このような原始反射が出現した場合、咬んで咀嚼しているようにみえても正常な咀嚼ができていないことも多く、咀嚼を必要としない食形態の提案が必要となる。義歯の使用をやめることも検討し、食事による窒息予防や低栄養にならないよう対策をとることを優先する。

■資料1　日本歯科大学新潟病院の訪問歯科診療における認知症患者の割合

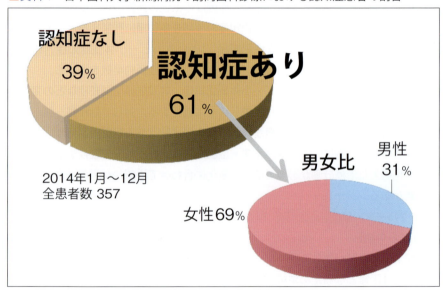

■資料2 「改訂長谷川式簡易知能評価スケール（HDS-R）」
一般の高齢者から認知症高齢者をスクリーニングすることを目的に作成されたもの。

> 9項目の質問項目からなり、総得点は30点で、20点以下で認知症を疑うという診断になる。

改訂 長谷川式簡易知能評価スケール（HDS-R）

（検査日： 年 月 日）　　　　（検査者： ）

氏名：		生年月日： 年 月 日	年齢： 歳
性別：男／女	教育年数（年数で記入）： 年	検査場所	
DIAG	（備考）		

1	お歳はいくつですか？（2年までの誤差は正解）		0　1
2	今日は何年何月何日ですか？　何曜日ですか？ （年月日，曜日が正解でそれぞれ1点ずつ）	年 月 日 曜日	0　1 0　1 0　1 0　1
3	私たちがいまいるところはどこですか？ （自発的にでれば2点，5秒おいて家ですか？　病院ですか？　施設ですか？ のなかから正しい選択をすれば1点）		0　1　2
4	これから言う3つの言葉を言ってみてください。あとでまた聞きますのでよく覚えておいてください。 （以下の系列のいずれか1つで，採用した系列に○印をつけておく） 1：a）桜　b）猫　c）電車　　2：a）梅　b）犬　c）自動車		0　1 0　1 0　1
5	100から7を順番に引いてください。(100-7は?, それからまた7を引くと　と質問する。最初の答えが不正解の場合, 打ち切る)	(93) (86)	0　1 0　1
6	私がこれから言う数字を逆から言ってください。(6-8-2, 3-5-2-9を逆に言ってもらう，3桁逆唱に失敗したら, 打ち切る)	2-8-6 9-2-5-3	0　1 0　1
7	先ほど覚えてもらった言葉をもう一度言ってみてください。 （自発的に回答があれば各2点，もし回答がない場合以下のヒントを与え正解であれば1点）　a）植物　b）動物　c）乗り物	a： b： c：	0　1　2 0　1　2 0　1　2
8	これから5つの品物を見せます。それを隠しますのでなにがあったか言ってください。 （時計，鍵，タバコ，ペン，硬貨など必ず相互に無関係なもの）		0　1　2 3　4　5
9	知っている野菜の名前をできるだけ多く言ってください。（答えた野菜の名前を右欄に記入する。途中で詰まり，約10秒間待ってもでない場合にはそこで打ち切る）　0～5＝0点，6＝1点，7＝2点，8＝3点，9＝4点，10＝5点		0　1　2 3　4　5
		合計得点	

> 「認知症高齢者の日常生活自立度」や「MMSE」、「HDS-R」等の情報提供を得ることが多いためこれらの評価法は共通言語として知っておく。

■資料3　認知症の中核症状と周辺症状（行動・心理症状）

中核症状

認知機能障害
思考・推理・判断・適応・問題解決

- 記憶障害
- 判断力低下
- 見当識障害
- 言語障害（失語）
- 失行
- 失認　他

周辺症状（行動・心理症状）

- 抑うつ
- 興奮
- 徘徊
- 睡眠障害
- 妄想
- せん妄　他

■資料4　各認知症の特徴

	アルツハイマー型	レビー小体型	前頭側頭型	脳血管性
症状の特徴	記憶障害 見当識障害	幻視 パーキンソニズム	人格崩壊 行動異常	まだら認知症
病識	なし	なし	なし	あり
合併疾患	なし	なし	なし	循環器系疾患
進行	常時、緩徐に	常時、緩徐に	常時、緩徐に	段階的に

■資料5　アルツハイマー型認知症の障害の経過

経過	初期（1～3年）	中期（2～10年）	後期（8～12年）
記憶障害	新しいことが覚えられない	古い記憶も障害される	意志の疎通が困難
見当識障害	時間、年月日	場所	人

■資料6　アルツハイマー型認知症と口腔清掃・摂食嚥下機能の経過

	発症前期	初期	中期	後期
	不安、抑うつ もの忘れ（MCI）	記憶・記銘力障害 失見当識（時間）	失名詞、着衣失行 構成失行、視空間失認、 錐体外路障害	人格変化、 無言・無動 失外套症候群
		精神症状 ········ 問題行動 ──▶		
		自立困難 ── 要介護 ── 介護困難・施設入所		
口腔清掃		・口腔清掃の低下 ・複雑な指導の 　受け入れ困難	・口腔清掃の低下 ・一部介助が 　必要なケースも	一部介助　全介助
摂食・嚥下機能		・正常	・先行期の障害 ・ペーシング不良	・一部〜全介助 ・経口摂取困難

8 誤嚥性肺炎

Ⅲ 全身疾患を把握するための 6W1H

発症時期は？ 再発の繰り返しは？
◎過去に誤嚥性肺炎の既往があり、再発を繰り返している場合は注意が必要

症状は？
◎37℃以上の発熱、喀痰、喘鳴、呼吸困難など

誤嚥を起こす原因は？
◎不顕性誤嚥、胃食道逆流現象など
◎慢性的に摂食・嚥下障害がみられる寝たきりの高齢者、慢性呼吸器疾患や糖尿病などの代謝異常がある患者、喫煙者、免疫不全のある患者、手術後の患者、薬物使用者では、誤嚥性肺炎の発症リスクが高まる

主治医は？
◎診断は胸部エックス線または胸部CTや、白血球数の増加、CRP 陽性を呈することでなされる

診療時、口腔ケア時の姿勢にも注意
◎可能なら座位、ファウラー位で頸部は前屈させる

予防対策
◎嚥下機能の維持・向上
◎口腔ケアによる口腔細菌の減少
◎免疫力の向上

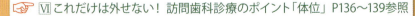
☞ Ⅵ これだけは外せない！ 訪問歯科診療のポイント「体位」P136〜139参照

誤嚥への注意と口腔ケアの継続が必要

　誤嚥性肺炎とは、口腔・咽頭の細菌を誤嚥し、肺に吸引されることによって発症する肺炎のことである。多くは不顕性誤嚥（明らかな誤嚥のエピソードがなくても無意識のうちに口腔・咽頭の細菌を誤嚥し、肺に吸引してしまうこと）が原因で生じ、その他の原因としては胃食道逆流現象（胃酸と消化酵素が胃から食道に逆流すること）により、逆流物を誤嚥することがある。

　慢性的に摂食・嚥下障害がみられる寝たきりの高齢者、慢性呼吸器疾患のある患者、糖尿病などの代謝異常のある患者、喫煙者、免疫不全のある患者、手術後の患者、薬物使用者では、誤嚥性肺炎の発症リスクが高まる。このような患者では、誤嚥リスクの増加、口腔清掃の悪化による細菌数の増加、免疫機能の低下による易感染性により肺炎を発症しやすくなる。

　主な臨床症状は37.5℃以上の発熱、喀痰、喘鳴、呼吸困難などであるが、高齢者では発熱を認めない例や食欲不振、意識障害、失禁、元気がないなどの非特異的症状を呈することもある。

　診断は、胸部エックス線または胸部CTで肺の背側部や下葉にすりガラス陰影、間質性陰影または浸潤性陰影を認めること、白血球数の増加、CRP陽性を呈することでなされる。

　予防については、発症の原因となる誤嚥、細菌数、免疫機能の低下がキーワードとなる。誤嚥や免疫機能低下の原因となっている基礎疾患をできるだけ良い状態にすること、誤嚥防止のため食後や就寝時に頭を高く保つ、そして、口腔ケアにより口腔内を清潔に保ち細菌数を減らすとともに、嚥下機能の維持、向上を図ることが重要である。また、歯科診療や口腔ケアの際は誤嚥に注意し、可能であれば座位、ファウラー位で頸部は前屈させるなどの配慮が必要である。

　嚥下障害が高度な場合や誤嚥を繰り返す場合は、経口摂取を避け、経管栄養を選択する。経管栄養へ移行後も口腔内は喀痰、剥離上皮等で常に汚染されるため口腔ケアを継続する必要がある。

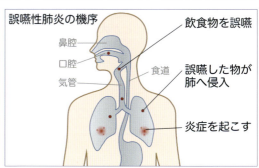

誤嚥性肺炎の機序

Ⅲ 全身疾患を把握するための 6W1H

9 骨粗鬆症

いつから服用（投与）していますか？
◎服用（投与）の開始時期、期間、用法、用量等を確認する

治療薬は？
◎ビスホスホネート製剤が第一選択薬
◎ビスホスホネート製剤は、内服もしくは注射製剤

特に女性や糖尿病患者に注意
◎閉経後の女性や高齢者に多く、糖尿病などの基礎疾患に継発するといわれている

骨折等はありますか？
◎椎体骨折に至ると脊柱の変形が生じ、姿勢や運動性の変化、呼吸機能障害等を引き起こす可能性がある

抜歯時には主治医に対診
◎訪問診療の現場で抜歯が必要になった場合、主治医への対診が必須

BRONJ に注意
◎抜歯前後の休薬は 3 ヶ月以上が推奨されているが主治医への対診が肝要

口腔ケア、口腔衛生指導を徹底する
◎抜歯や歯周外科処置の適応にならないようにすることが大切

 Ⅳ 注意を要する服用中薬剤「骨代謝系薬剤」P80〜83 参照

注意ワードは、BP製剤、抜歯、休薬、BRONJ

　骨粗鬆症は骨量の低下によって骨組織構造が変化して脆弱となり、骨折の危険性が増大する疾患である。高齢者に多く、訪問歯科診療の現場でも罹患患者に多く遭遇する。一般的に、閉経後の女性や高齢者に多く、糖尿病などの基礎疾患に継発するといわれている。骨粗鬆症による椎体骨折をきたすと、脊柱の変形が生じ、姿勢や運動性の変化のみならず、逆流性食道炎や呼吸機能障害等を引き起こし、QOLの低下や生命予後に大きく関連する。

　一般的に、骨粗鬆症に対してはビスホスホネート製剤（以下BP製剤）が第一選択薬である。訪問診療の現場で、抜歯が必要になった場合、安易な薬剤中止によって骨折をきたすと生命予後に影響するため、主治医への対診が必須である。

　患者が、BP製剤の内服もしくは注射製剤の投与を受けている場合、薬剤の種類（薬剤名）と用法、用量、経口薬の場合、服用開始時期と投与期間、最終投与時期、今後の投与予定を確認する。また、休薬の可否、代替薬への変更の可否についても併せて確認する。

　BP製剤を投与されている患者の抜歯は、抜歯後にBP関連顎骨壊死（Bisphosphonate-Related Osteonecrosis of the jaw：BRONJ）を発症する可能性がある。BRONJの発症率は経口薬で0.01%~0.04%、注射薬で0.8~12%と少ないが、外科的侵襲により発生頻度は10倍以上も高まるといわれている。抜歯前後の休薬は3ヶ月以上が推奨されている。抜歯に際しては、顎骨に無理な力が加わらぬよう配慮し、病巣は完全に除去する。創部はできるだけ閉鎖創とし感染防止に努める。抜歯窩が完全に上皮化して治癒するまでは経過観察を行う。

　顎骨壊死に対する有効な治療法は確立されておらず、万が一BRONJを発症した場合には高次医療機関に紹介する。基本的には保存的に病変の拡大や二次感染を防止するため、抗菌薬の処方、局所の洗浄などを行う。

　一般の歯科診療はほぼ可能だが、将来的に抜歯や歯周外科処置などの適応とならぬよう、定期的な口腔内検査、口腔ケア、口腔衛生指導を行っていくことが大切である。

III 全身疾患を把握するための 6W1H
10 腎疾患

透析日はいつですか？
◎透析当日は体力低下が著しいため、診療は避ける
◎透析の翌日が、治療のタイミングとして最適

透析の種類は？
◎血液透析か腹膜透析か

原因疾患は？ 合併症は？
◎高血圧症、糖尿病、痛風、膠原病（全身性エリテマトーデス）などが原因疾患であることが多い
◎長期の透析患者の合併症に注意

シャントの位置は？
◎シャント側への静注は避ける
◎血圧測定時はマンシェットを同側に巻かない

主治医は？
◎日常生活において腎機能悪化が疑われる場合や、内科加療中の場合は、主治医に対診する

薬物療法による影響に注意
◎ステロイド療法、免疫抑制療法では、易感染性に注意する

抗菌薬の投与に注意
◎投与する薬剤を主治医に提示し、適切な使用方法を決定することが望ましい

 IV 注意を要する服用中薬剤「ステロイド剤・免疫抑制剤」P84〜85参照

透析患者のシャント、透析日に注意

　腎臓は、全身性疾患により障害を受けやすい臓器であり、高血圧症、糖尿病、痛風、膠原病（全身性エリテマトーデス）などが原因疾患となって腎不全となることが多い。一方、腎不全となった結果、高血圧症、心不全、消化性潰瘍を起こす患者も少なくない。さらに、長期間の透析患者では、自律神経障害、脳血管障害、虚血性心疾患を合併することもある。よって、初診時にこれらの全身疾患の合併の有無を確認することが大切である。

　腎不全患者の訪問歯科診療では、透析の有無は極めて重要である。人工透析の種類は、血液透析と腹膜透析とがあり、わが国ではほとんどが血液透析患者である。血液透析は、通常週に3回行い、1回の透析に3～4時間かかる。また、体外循環となるため、ヘパリンによる抗凝固療法が必要となり、観血的処置では出血リスクが問題となる。一方の腹膜透析は、腹腔内に透析液を注入して、腹膜を介して透析を行う。拘束時間が短く済むことでQOLの維持がしやすく、訪問歯科診療で注意する点は血液透析に比べて少ない。

　血液透析患者では、動静脈シャントの部位がどこにあるか、透析日がいつなのか（週の回数、時間、治療期間）を必ず確認する。動静脈シャントは血液透析患者にとって生命線である。訪問診療に際し、このシャントの閉塞を引き起こすことの無いよう細心の注意が必要になる。具体的には、シャント側への静注は避け、血圧測定時はマンシェットを同側に巻かないように注意する。

　訪問診療の日程も透析スケジュールの妨げとならないように配慮する必要がある。特に透析当日は体力低下が著しいため、診療は避ける。透析の翌日は、全身状態が最も良好と考えられ、治療のタイミングとしては最適である。

　薬物の多くは腎臓で代謝される。腎機能が低下している場合、薬物の代謝が低下し、薬剤が効き過ぎたり、副作用が増強する恐れがある。よって、腎障害の少ない薬物の選択、投与量の減量、投与間隔を延長するなどの対応が必要である。抗菌薬では、セフェム系・ペニシリン系では腎毒性が軽度だが、腎の障害程度により投与量、投与間隔を変える必要がある。特に透析患者では、これらの薬物は透析性があるため、透析直後に負荷量を再投与する必要がある。一方、マクロライド系は主に肝臓で代謝されるため、腎不全患者では比較的安全な薬剤である。

11 肝疾患

Ⅲ 全身疾患を把握するための6W1H

病気の経過は？
◎発症の時期、経過、治療内容、副作用等を確認

服用中の薬剤は？
◎インターフェロン等、副作用が報告されている療法に注意

肝疾患の原因は？
◎日本で肝炎の原因の80％は肝炎ウイルスといわれている

進行度合いを確認
◎慢性肝炎⇒肝硬変⇒肝癌

主治医に検査データ等を依頼
◎肝硬変患者に観血的処置を予定する場合には主治医に対診し、検査データ等で状態を確認

出血傾向に注意
◎血液凝固因子の減少と血小板数の減少がみられる場合には注意

抗菌薬、NSAIDsの投与に注意
◎肝代謝のマクロライド系やテトラサイクリン系の使用は避ける
◎非ステロイド性抗炎症薬（NSAIDs）は、血小板減少を有する場合には使用しない方が望ましい

 Ⅳ 注意を要する服用中薬剤「解熱鎮痛薬」P88～89 参照

臨床検査値からの状態把握が大切

　肝臓は再生能力に優れ、たとえ広範囲にわたって破壊されたとしても、肝細胞の働きによって再生され、肝組織は修復される。しかし、ウイルス性肝炎やアルコール性肝障害等で、炎症が長期化することで、高度に線維化し、肝臓の小葉構造が失われると、慢性肝炎（肝臓の炎症が6ヶ月以上持続）、肝硬変へと移行する。

　肝疾患を有する患者への訪問歯科診療は、血小板減少および血液凝固異常、薬物代謝系の異常が軽度であれば、外来通院患者と同等に、ほとんどの歯科治療は可能と考えてよい。しかし、肝硬変を合併する高齢者の場合には、血球成分の破壊により、赤血球減少による貧血傾向、白血球減少による易感染性、血小板減少による出血傾向をきたす場合がある。さらに、蛋白合成能の低下から血液凝固因子の産生量も低下するため、出血傾向はさらに高まりやすい。よって、観血的処置を行う場合には、事前に主治医への対診が必要であり、血球異常、肝機能検査値（ALT、AST、γ-GTP、ALP）の異常、プロトロンビン時間（PT）の延長など血液凝固機能に異常が無いかどうか確認することが肝要といえる。

　さらに、肝臓の機能には、薬物の代謝や解毒作用もあり、肝硬変によりそれらの機能が低下すると、薬剤の副作用が強く現れたり、障害のある肝臓の機能をより悪化させる可能性もあるので注意が必要である。

　処方薬については、肝排泄のものよりも腎排泄のものを選択することが望ましい。よって、抗菌薬では肝代謝のマクロライド系やテトラサイクリン系の使用は避け、腎代謝のセフェム系やペニシリン系の薬剤を使用する。非ステロイド性抗炎症薬（NSAIDs）は抗血小板作用があるため、血小板減少を有する場合には使用しない方が望ましい。

　感染予防対策として、B型、C型肝炎ウイルスは特に注意が必要となる。日本のB型肝炎患者は、およそ7万人、キャリア患者は140万人と推定されている。C型肝炎患者は、およそ37万人、キャリア患者は230万人と推定されている。この二つに関しては一過性感染の他、持続感染により慢性肝疾患に移行することが知られている。感染対策としてスタンダードプリコーション（標準予防策）に準じ、手袋、エプロン、ガウンなどの予防着の他、マスク、ゴーグルを着用し、手指消毒を徹底する。手指に創傷や炎症がある場合は特に注意が必要といえる。

12 自己免疫疾患・アレルギー

Ⅲ 全身疾患を把握するための6W1H

発症時期は？
◎発症からの経過や発症時のエピソードがカギになることも

病名は？
◎金属アレルギー関連：SAPHO症候群、扁平苔癬
◎膠原病：関節リウマチ、全身性エリテマトーデス、血管炎

薬や食べ物のアレルギーは？
◎家族歴にも注意

全身性？ 臓器特異性？
◎口腔内に症状を出す疾患もある：リウマチ性顎関節症、シェーグレン症候群、天疱瘡

主治医は？
◎訪問歯科診療においてはエックス線やCTによる精査ができないため、診断や対応に苦慮するケースが多い

口腔内乾燥は？ 痛みは？
◎粘膜炎がある場合は、二次感染防止を目的に口腔ケアを行う

免疫抑制剤やステロイド、BP製剤の投与や期間から歯科治療の影響を評価
◎免疫抑制剤やステロイドの長期投与による副作用に注意
◎BP製剤投与患者では、BRONJにも注意

金属アレルギー、口腔内に症状を出す疾患にも注意

　アレルギーとは、強い抗原抗体反応により生体に有害事象が発生した状態のことを指し、歯科においては金属アレルギーが問題になることがある。手や足に多数の膿疱を形成する掌蹠膿疱症を一症状とする「SAPHO症候群」も、金属アレルギーや口腔内の慢性炎症が原因となっていたことで有名になった。「扁平苔癬」も金属アレルギーが要因になっていることが指摘されている。

　自己免疫疾患(膠原病)とは、アレルギー性疾患の内、免疫システムが正常に機能しなくなり、免疫機能が自分の組織を抗原と間違えることによって破壊してしまう疾患である。代表的なものとして「関節リウマチ」「全身性エリテマトーデス」「血管炎」などがある。特に「関節リウマチ」は、通院困難となった原疾患の上位に挙げられるため、訪問歯科診療ではよく出会う疾患である。口腔症状としては、「リウマチ性顎関節症」があり、開口障害や疼痛による咀嚼障害を訴えることがある。訪問歯科診療においては、エックス線やCTによる精査ができないため、診断や対応に苦慮するケースが多い。

　その他の口腔内に症状を出す疾患として、強い口腔乾燥を示す「シェーグレン症候群」や、重症な粘膜炎を引き起こす「天疱瘡」などが問題になる。「多発性硬化症」や「重症筋無力症」は、摂食・嚥下障害を起こすことが知られている。

　自己免疫疾患の治療は、免疫抑制剤やステロイドの長期投与により、免疫システムを抑制することで行う。免疫抑制剤の場合は、微生物やがん細胞などから身を護る能力も低下させてしまうため、感染症やがん発症のリスクを考える必要がある。ステロイドも同様に免疫システムを抑制するが、長期投与の副作用として高血圧、糖尿病、骨粗鬆症、白内障、創傷治癒不全など、さまざまな二次疾患を引き起こすことがある。特に高頻度で骨密度の低下を引き起こすため、近年、ステロイドの長期投与患者に対し、予防的にビスホスホネート製剤の投与がされるケースが多く、歯科的に外科処置を行う際は、ビスホスホネート製剤関連顎骨壊死(BRONJ)の発症に注意する必要がある。

☞ IV 注意を要する服用中薬剤「骨代謝系薬剤」P80〜83 参照
☞ IV 注意を要する服用中薬剤「ステロイド剤・免疫抑制剤」P84〜85 参照

13 呼吸器疾患

Ⅲ 全身疾患を把握するための 6W1H

発症時期は？
◎罹患期間が長いとリスクも増大する
◎誤嚥性肺炎は、再発を繰り返す特徴があり、その頻度で、嚥下反射機能低下の進行度の見当をつける

病名は？
◎COPD、間質性肺炎・肺線維症、肺塞栓症、肺結核後遺症、肺癌等が多い
◎誤嚥性肺炎の頻度が高く、高齢者の肺炎の 70％以上が誤嚥に関係しているとされる

発症原因は？
◎COPDの主な発症原因は喫煙（患者の90％は喫煙者）
◎誤嚥性肺炎における不顕性誤嚥に注意

発症部位は？
◎疾患により、炎症部位が異なる

主治医は？
◎在宅呼吸器疾患患者の主治医の訪問回数は、月1回が20％であり、80％は月2〜3回以上の頻度
◎人工呼吸器装着患者の入院は年約0.6回

酸素性無呼吸化に注意
◎酸素療法が行われている場合、酸素を多く投与すればよいというのは大きな間違い

経皮的動脈血酸素飽和度測定、体温測定
◎呼吸器疾患患者の訪問診療中の経皮的動脈血酸素飽和度測定は極めて重要なモニターである

SpO_2 と平熱把握が重要

　高齢者では 50% 近くが COPD（慢性閉塞性肺疾患）である。COPD では呼吸細気管支のレベルで炎症が認められ、末梢気道を初発とし、慢性化に伴い周囲に進展する。一方、間質性肺炎は、肺胞隔壁に起こる炎症で支持組織が肥厚する。治療方法は、服薬から酸素療法、重度の場合は人工呼吸器装着まで幅広い。炎症にはステロイドホルモンや免疫抑制剤が使用される。また、長時間作用型気管支拡張剤、必要に応じてテオフィリン、去痰薬なども使用される。

《火の用心!!》
　昨今は、歯科医師国家試験にも出題されるように、在宅酸素療法患者の治療に際しては、アルコールトーチなど火気の使用には注意が必要である。少なくとも、患者の枕元や酸素チューブの近くでは使用しないように診療環境を整える。

《酸素性無呼吸化》
　慢性の換気障害のある酸素欠乏症の患者が、高濃度の酸素を吸入すると換気抑制が起こることがある。これは長期間に及ぶ呼吸不全で高炭酸ガス血症の状態にある場合、頸動脈小体への酸素欠乏による刺激によって呼吸が維持されており、そこに高濃度酸素が投与されると換気が抑制されてしまう。つまり、酸素濃度が高いほど安心とはいえないことをふまえ、容易に酸素投与、流量を増やすことには注意が必要である。

《経皮的動脈血酸素飽和度》
　正常人でのルームエアー（酸素濃度 21%）での経皮的動脈血酸素飽和度計による測定値は 97% 前後である。90% 以下になると息苦しさを体感し始め各臓器の障害も生じるため、90% 以下になる場合に酸素吸入が開始される。
　歯科治療中は、息こらえをする機会も多く、そのため、酸素欠乏になる可能性が極めて高い。呼吸器疾患患者の訪問診療中の経皮的動脈血酸素飽和度測定は極めて重要なモニターであるので必ず行うことを推奨する。また、そのモニターの示す数字はリアルタイムの飽和度ではない数秒前の値であることを認識しておくことが重要であり、常に患者の呼吸状態に注意を払う必要がある。

《体温測定》
　高齢者の平熱は低い。したがって、36.5℃でも実は発熱していることがあり、この場合、肺炎を疑うことも忘れてはならない。そのためにも、患者の平熱を知っておく必要がある。

14 神経・筋系疾患

Ⅲ 全身疾患を把握するための 6W1H

発症時期は？
◎発症の時期、経過、治療内容等を確認

病名は？
◎各疾患で同じ症状でも対応方法は異なることがある

神経原性？ 筋原性？ 自己免疫疾患？
◎疾患により運動能力が異なる

どの部位の障害が一番強いですか？
◎歯科における主訴の多くは摂食・嚥下障害に係る内容が多い

何科にかかってますか？
◎疾患の障害の特徴を理解し、摂食・嚥下スクリーニングを行う

窒息対応
◎歯科治療や口腔ケア中の姿勢調整や吸引器の使用など誤嚥・窒息を防ぐ配慮が必要

摂食・嚥下リハビリテーション
◎食支援においては多職種との連携が必須
◎家族・介護者の理解も必要

〈代表的な神経・筋系疾患〉【先天性疾患】脳性麻痺、精神発達遅滞、Down症候群、Cornelia de Lange 症候群　【脳血管障害】脳梗塞、脳出血、球麻痺、仮性(偽性)球麻痺　【神経変性疾患】認知症、Parkinson病、脊髄小脳変性症(多系統萎縮症)、筋萎縮性側索硬化症(ALS)、多発性硬化症(MS)【筋疾患】筋ジストロフィー(MD)　【自己免疫疾患】重症筋無力症(MG)

神経・筋系疾患

多職種連携、摂食・嚥下リハビリテーションを念頭に

　神経系は、大きく分類して錐体路系、錐体外路系、小脳系、感覚系、自律神経系、高次脳機能系があり、これらの神経系が複合的に、もしくは単独で障害を受けることで、それぞれ特徴的な全身筋肉の振戦や萎縮、協調性の低下、筋力低下などの症状を呈す。

《歯科的ニーズ》
　神経・筋疾患の患者は、ほとんどの症例で自力での移動が困難となっているため、訪問歯科診療で出会うことが多い。歯科における主訴の多くは、口が開かない、上手く咬めない、むせることが多くなった、頬を咬んでしまう、肺炎を繰り返しているなど、摂食・嚥下障害に係る内容が多い。歯科治療や口腔ケア中の姿勢調整や吸引器の使用など誤嚥・窒息を防ぐ配慮や、誤嚥性肺炎予防の概念が必要であり、現在では食支援に関する歯科へのニーズも高まりつつある。これらの疾患の障害の特徴を理解し、摂食・嚥下スクリーニングを行い、嚥下造影や嚥下内視鏡などの精密検査を行い、安全かつ適切な摂食・嚥下リハビリテーションを計画する。

《食支援ニーズ》
　食事の支援という立場においては、積極的な訓練に加え、安全に食事ができるように食事姿勢の調整や食器具、食形態の変更などを行うため、日々の食事を行う場所における環境設定を訪問先で行う意義は非常に大きい。
　口腔管理は歯科医師・歯科衛生士が行い、疾患のコントロールは主治医が行う。訓練は訪問看護や訪問リハビリテーション、食品調整は管理栄養士が行い、日常的口腔ケアはホームヘルパーなどが担当する。このように、食支援においては多職種との連携は必須であり、これらには家族・介護者の理解も必要である。サービス担当者会議には可能な限り出席し、それぞれのサービスに、食支援に関する内容を働きかけることも考えなければならない。

☞ Ⅵ これだけは外せない！訪問歯科診療のポイント「体位」P136〜139 参照

15 精神障害

Ⅲ 全身疾患を把握するための6W1H

発症時期は？
◎統合失調症はその発症時期で症状も異なるため、発症時期を確認する必要がある

服用中の薬剤は？
◎服用薬剤からも精神障害の状況を推測できる
　例）SSRI、SNRI、セチプチリンマレイン酸塩など

精神障害の原因は？
◎薬剤やアルコール等の原因の有無を確認する

医療機関は？
◎どの科の医療機関から処方されているかで概要が推察できる

キーパーソンは？
◎家族から普段の状態や、どのようなことで症状に変化が起きるのか十分に聴取する
◎家族から不穏・不眠の指摘があった際は在宅主治医に対診

内服薬の影響を考慮
◎内服薬の影響で精神障害が起こることを理解する

対応法を家族に確認
◎症状が出たときの対応法を家族から聴取しておく

 Ⅳ 注意を要する服用中薬剤「向精神薬」P86～87 参照

まずは精神障害の特徴を把握する

　精神障害は、精神発達障害、性格障害や人格反応など、普通ではない（平均より偏りがある）精神状態や行動異常をも含めた状態を指す。

　高齢者では、統合失調症、双極性障害やうつ病などの気分障害、妄想性障害、せん妄状態、薬物による精神障害、アルコール関連障害がみられる。特に高齢者好発の精神障害を4つのD（4D）と言い、Dementia（認知症）、Depression（うつ病）、Delirium（せん妄）および、Delusion（妄想）がそれである。基本的には、初診時に家族からこれらの病名は聴取でき、また、服用薬剤からもその状況を推測できる。また、処方した医療機関が、精神科なのか、内科なのか、心療内科なのかによって、そのテリトリーが異なることがある。

　うつ病と言えば、SSRIやSNRIが処方されていると考えがちであるが、老年期のうつ病に四環系抗うつ薬であるセチプチリンマレイン酸塩（テシプール®）がよく処方されている。この影響による薬剤性せん妄やうつ病で物忘れが多くなり、家族が認知症と早とちりすることも稀ではない。いずれの場合もアドレナリン（エピネフリン）併用を禁忌とする、または注意を要する局所麻酔薬が多いことに注意をしなければならない。

　妄想性障害は、高齢で発症する統合失調症に認められる症状で、40～60歳の初発例を遅発統合失調症、60歳以降の初発例を最遅発性統合失調症様精神病として前者と区別する場合もある。また、アルコール関連障害も高齢者では稀ではなく、急性中毒としての酩酊状態と慢性中毒としてのアルコール依存症、アルコール精神病とに分類される。アルコール精神病では、嫉妬妄想や易怒性（些細なことで怒り出す）などの症状が認められることが多い。なお、不穏・不眠が症状としてある場合、カテコラミン誘導に起因する潜在的な心不全の可能性も考慮し、家族から不穏・不眠の指摘があった際は在宅主治医に対診する。

《薬物性オーラルジスキネジア》

　抗精神病薬は、その薬理作用にドパミン受容体すなわち脳内ドパミンD_2遮断があることから、急性にはパーキンソン症状を、慢性には遅発性ジスキネジアなどの不随意運動を引き起こす。これを薬原性錐体外路症状と呼ぶが、特に長期投与で薬物性オーラルジスキネジアが出現している場合に、義歯関連処置で困難をきたすことがある。

16 うつ病

Ⅲ 全身疾患を把握するための6W1H

発症時期は？
◎発症の時期、経過、治療内容等を確認

症状は？
◎認知症と似たような症状を呈することも多いが対応方法は異なる

環境要因は？
◎定年退職、友人やパートナーの死、経済的な不安

身体的不調は？
◎高齢者では身体的な症状が多い
◎健康の悩み、初期の認知症

キーパーソンは？
◎高齢者のうつ病はADLの低下に直結してくるため、早期発見が大切

自殺願望
◎患者の性格や症状に応じた指導が必要
◎無理な治療計画を立てないこと

三環系抗うつ薬、局所麻酔に注意
◎三環系抗うつ薬とアドレナリン（エピネフリン）の併用は原則禁忌
◎歯科で局所麻酔に注意が必要

 Ⅳ 注意を要する服用中薬剤「向精神薬」P86～87 参照

身体的不調、環境要因、サインにも注意が必要

　うつ病は、何も楽しめない、食欲がない、眠れない、気分が落ち込んでいるなどの症状を示す脳の機能障害が起きている状態である。特に高齢者では、定年退職によって仕事を辞めたり、健康の悩み、友人やパートナーの死、経済的な不安、初期の認知症では自立度が低下するなど精神的ストレスを受けることが多いことから、うつ病を発症するといわれている。うつ病の重症症例では抗うつ薬が使用されているが、薬物治療以外にも環境を整えたり、対話療法を併用して治療を行う。三環系抗うつ薬とアドレナリン（エピネフリン）の併用は原則禁忌であり、歯科で局所麻酔を行うときは注意が必要となる。

　長期にわたり定期的に訪問歯科診療を行っていると、患者のうつ病に気付くことがある。周りからみて分かるサインとして、反応が遅くなったり、落ち着きがなくなる、食欲不振、だるさ、口渇感などを訴えるといったものがある。特に高齢者では身体的な症状が多いのが特徴。また、認知症と似たような症状を呈することも多いことにも注意する。

　うつ病も早期に発見し治療を開始すれば、回復も早いといわれている。高齢者のうつ病は ADL の低下に直結してくるため、早期発見が大切である。気付いたら、まずは家族や施設職員に確認し、主治医や専門家に相談するよう促す。

　自立して口腔清掃をしていた患者が、急激に口腔管理が悪くなったりしたときも疑う要因の一つである。口腔清掃状態が悪くても、頭ごなしに責めたり指導せず、何故やらなくなったのかを会話の中から聞き出し、抑うつ状態の原因に寄り添うことが必要である。「1日3回毎食後の歯磨きをして規則正しい生活をおくりましょう」といった一般的な生活指導もかえって苦しめる言葉になることがあるため、患者の性格や症状に応じた指導が求められる。

　精神的に安定しないと感じたときは、歯科治療がストレスにならないよう無理に治療を進めたりせず、話を聞くだけのときがあっても良い。

17 身体障害

Ⅲ 全身疾患を把握するための 6W1H

発症時期は？
◎先天性か後天性かで、口腔内の状況は異なることが多い

服用中薬剤は？
◎レボドパ、抗コリン薬、また、その逆の抗コリンエステラーゼ薬など循環系に大きな影響を与える薬剤服用患者の場合、アドレナリン添加の局所麻酔薬使用には細心の注意が必要である

身体障害の原因は？
◎原因疾患により服用薬がさまざまである

身体障害の部位は？
◎訪問診療では、特に片麻痺に注意
◎麻痺が身体の片側か両側かで診療体位も異なる

キーパーソンは？
◎家族に日常生活でのベッド上の体位を確認する

誤嚥性肺炎に注意
◎麻痺側の下口唇下垂、口唇閉鎖不全、舌前方突出時偏位、頰粘膜の動きの不良などで摂食・嚥下障害が起こり、その結果、誤嚥性肺炎を起こす

歯科治療時の体位に配慮が必要
◎片麻痺では非麻痺側が下方になる体位をとる
◎体位変換による血圧低下に注意する

特に注意すべき障害は片麻痺

　本来、身体障害とは、何らかの先天または後天的な疾病や外傷が理由で、一部の身体機能に障害を生じている状態である。視覚・聴覚障害、呼吸器機能障害なども広義には身体障害に含まれる。訪問診療では、この障害が起きた原因がその後の診療を左右することはさほど問題にはならない。診療上、特に問題となるのは、片麻痺である。

　片麻痺は一側性にみられる上下肢の運動麻痺であり、一般的には半身不随といわれる状態である。この機能障害の結果によって起こる能力障害には、寝返り・起き上がり・着座・室内歩行・食事・トイレ・入浴に障害を伴う。麻痺側の下口唇下垂、口唇閉鎖不全、舌前方突出時偏位、頬粘膜の動きの不良などで摂食・嚥下障害が起こり、その結果、誤嚥性肺炎を起こすことが問題である。診療時の基本は非麻痺側を下にする。これにより、誤嚥を防止しやすい。手指の麻痺がある場合は、歯ブラシを使うことができず、口腔清掃が不良になりやすい。Ca拮抗薬など内服薬によっては、歯肉増殖が認められ、さらに口腔内は不潔になりやすい。また、脳梗塞再発防止の目的で抗凝固療法が行われており、出血傾向から歯肉の易出血もあるため、口臭がより強くなる。

　なお、身体障害で麻痺が生じるリウマチ、筋萎縮症、重症筋無力症、脊髄小脳変性症、パーキンソン病、多発性硬化症、筋ジストロフィーなどでは、ステロイド薬、レボドパ、抗コリン薬、また、その逆の抗コリンエステラーゼ薬など循環系に大きな影響を与える薬剤を服用している。これらは、アドレナリン添加の局所麻酔薬使用には注意が必要であることから、内服薬の精査を必ず行うことが肝要である。また、片麻痺同様に、麻痺がある場合の誤嚥防止に配慮が必要であり、特に、重症筋無力症患者の水平位は筋力低下による舌根沈下も起こるので、その体位には配慮が必要である。

☞ Ⅵ これだけは外せない！訪問歯科診療のポイント「体位」P136〜139 参照

18 終末期

Ⅲ 全身疾患を把握するための6W1H

緩和ケアの開始時期と余命は？
◎最後のQOLの低下を防ぐことに努める
◎患者や家族の主訴に素早く応える

苦痛の原因は？
◎口腔のトラブルは、終末期の苦痛で頻度が高い
◎患者の意識レベルにも注意

原因疾患は？
◎種々の原因疾患は、それぞれ経過が異なる

疾患部位は？
◎痛みや苦しみを軽減
◎痛みがある部位に注意

主治医、緩和ケア担当者は？
◎主治医・緩和ケアの担当医と急変時の対応や方針を事前に話し合いながら進める

歯科の緩和ケア
◎口腔乾燥、口腔カンジダ症や粘膜炎、歯周炎・う蝕の進行抑制、口臭改善、肺炎予防など

ホスピス・プログラム
◎症状軽減、緩和ケア、患者・家族の精神面をサポート

厚生労働省では「終末期医療」から「人生の最終段階における医療」と表記変更されている。

終末期の口腔ケアは、患者・家族への全人的ケア

　一般的に終末期の患者に対して、医師が余命6ヶ月未満と予測した場合にホスピスケアもしくは緩和ケアが実施される。種々の原因疾患はそれぞれ経過が異なる。がん患者の多くは、ある時期を過ぎると急激にADLが低下する。アルツハイマー病、肝不全、腎不全などは、初期から徐々に機能低下を起こす。心臓病、慢性閉塞性肺疾患（COPD）などは、時折急性化し、一時的に改善することもあるが、安定した数日以内に死期が迫ることがある。訪問歯科診療を行うにあたって、急変時の対応や方針を緩和ケアの担当医と事前に話し合いながら臨むことが大切である。

　緩和ケアに移行している患者の訪問歯科診療においては、余命によっては数回の診療で終わってしまう。歯科的な治療方針を考える際は、最後のQOLの低下を防ぐことに努め、患者や家族の主訴に素早く応えることを考えることが重要である。

　多くの終末期患者では、酸素投与や口呼吸、脱水などにより口腔乾燥を示すことが多く、口腔カンジダ症や粘膜炎、歯周炎やう蝕の進行などのトラブルが絶えない。意識レベルの落ちた患者に対しては、口臭改善や肺炎予防で歯科の介入が必要になる。これらの口腔のトラブルは、終末期に起きる苦痛の中でも頻度が高く解決すべき問題のひとつである。また、死後の審美的改善を求めたり、食べる楽しみを支援することも歯科の果たす大切な役割となる。

　終末期に大切なことは、その患者がいかに最期を穏やかに過ごすかということであり、口腔に関するトラブル防止や口腔機能維持など、口腔ケアの役割は非常に大きい。症状軽減、緩和ケア、患者と家族の精神面サポートからなるホスピス・プログラムにおいて、口腔ケアは局所に対する処理であることに留まらず、患者や家族に対する全人的なケアという重要な役割も併せ持つ。ときに死期を目の前にした患者を前にすると、どのように声をかけたらよいか悩むことがある。しかし、まずは構えず、手を握り、言葉に耳を傾け、困ったことがあれば力になりますよと寄り添った姿勢を示すだけで十分なコミュニケーションとなる。

注意を要する服用中薬剤

IV

IV 注意を要する服用中薬剤

0 訪問歯科診療での薬剤情報収集の意義・方法

　全身疾患を把握することと同様に、「訪問歯科診療の対象者は有病者である」という前提条件があり、つまりは何らかの薬剤を服用していることとなる。外来患者への対応時には、多くの場合に患者本人が疾患の情報を提供可能であるが、認知症患者も多い訪問歯科診療対象者からは、正確な疾患情報を取得できないケースが多々ある。よって、服用中薬剤から歯科治療への影響を評価することが、外来時よりも重要となる。

What（何を収集？）

　基本的には、基礎疾患を聴取した上でその疾患に対し処方されている薬剤とその服薬状況について詳細に聴取する。以下に述べる発病時期、どの科からの薬剤か、また、選択理由は重要な情報である。家族からその服用状況も聴取する必要がある。

When（発病時期）

　基礎疾患の罹患時期とともに与薬が始まっているため、発病時期を十分に把握する必要がある。また、その服用期間が長ければ、副作用がより出やすい薬剤もある。特に、三環系抗うつ薬や過活動膀胱治療薬は口渇になりやすい。また、ベンゾジアゼピン系薬剤は、睡眠薬、抗不安薬として処方され、重篤な副作用も少ないとされていたために広く使われているが、長期使用で耐性や依存性などの弊害もあり、さらには、近年、ベンゾジアゼピン系は高齢者の認知症を起こしやすくするという研究結果が報告された。したがって、その服用期間も重要な情報のひとつとなる。

Where（どこから？）

　基礎疾患によっては、訪問医が複数科の場合もある。したがって、単に主治医のみでなく、処方している医師（医療機関）すべてに対診する必要がある。また、まだ実働数は少ないものの、訪問薬剤師がいる場合は、薬歴管理も含め対診することは有用である。

Why（なぜ、その薬剤か？）

　基礎疾患が把握できたとしても、例えば、高血圧症で与薬されていたとして、何故その薬剤なのか、その種類なのか何らかの理由がある。

Whom（家族）

　訪問歯科診療の対象患者は、基本的には自分で服薬できないことが多い。言い換えると、患者の服薬コンプライアンスは家族のコンプライアンスであり、その高低は家族のアドヒアランスに左右される。

　家族の意識の把握は、結果的には歯科に係わる協力度や口腔ケアへの協力度にもつながり極めて重要な情報となるため詳細に状況を聴取すべきである。

Warning（注意事項）

　一般的な循環器系薬剤や三環系抗うつ薬などに代表される抗うつ薬は、アドレナリンとの併用は禁忌である。処置、手術時の局所麻酔選択は、内服薬に最も左右されないのがシタネスト - オクタプレシン®である。

　訪問歯科診療時、患家のベッドサイドやその近辺には服用させる薬剤が纏めてある場合が多い。そこで、残薬量を知ることもできる。前述の患者家族の服薬コンプライアンスの裏付けにもなる情報である。

How（服用方法等）

　患者の服用方法によっては、その効果がピークとなる時間帯がある場合もある。また、糖尿病に対してインスリンの自己注射が行われている場合なども同様であり、その状況によって訪問時刻を決定する必要がある場合もある。

　また、その服用時の体位が治療中の体位に適していることが多い。服用時の誤嚥の有無についても確認すべきである。

1 抗血小板薬・抗凝固薬

IV 注意を要する服用中薬剤

主な薬剤名称

抗凝固薬

【クマリン系】
　ワーファリン®（ワルファリンカリウム）
　　　　　→ニューキノロンやアジスロマイシンで効果増強
　　　　　　ロキソプロフェンやアセトアミノフェンで効果増強
　　　　　　イトリゾール®は併用注意

【トロンビン直接阻害薬】
　プラザキサ®（ダビガトラン）→イトリゾール®は併用禁忌

【経口直接Xa阻害薬】
　リクシアナ®（エドキサバン）
　イグザレルト®（リバーロキサバン）
　エリキュース®（アピキサバン）

抗血小板薬

　バファリン®A81（アスピリン・ダイアルミネート）
　バイアスピリン®（アスピリン）
　パナルジン®（チクロピジン）
　プラビックス®（クロピドグレル）
　プレタール®（シロスタゾール）
　エパデール®（イコサペント酸エチル）
　ペルサンチン®（ジピリダモール）
　プロサイリン®、ドルナー®（ベラプロスト）
　アンプラーグ®（サルポグレラート）
　オパルモン®（リマプロストアルファデクス）
　コンプラビン®（クロピドグレル・アスピリン）
　エフィエント®（プラスグレル）

出血傾向と後出血に注意

　血栓は2種類ある。ひとつは白色血栓と呼ばれる血小板血栓で、動脈で形成され脳梗塞や心筋梗塞の原因となる。この血栓の形成を予防するのが、抗血小板薬である。もう一方は赤色血栓と呼ばれるフィブリン血栓で、静脈で形成され肺塞栓や心房細動の原因となる。この血栓の形成を予防するのが、抗凝固薬である。

《処置前に確認すべきこと》

　これらの薬剤は、以前から抜歯前に「休薬するの？しないの？」と悩まされた薬剤ではあるが、現在は再梗塞のリスクが高くなるという理由から休薬することはない。ワルファリンであれば直近のPT-INRが3.0以下の場合、注意して抜歯すれば問題はない。しかし、近年のワルファリンに代わる次世代の抗凝固薬は指標がないため、術前の確認が重要になる。まずは投薬開始からある程度の期間が経過し、薬剤のコントロールが良好かどうかを主治医に対診する。訪問先では、皮膚の内出血斑や歯肉からの自然出血など、出血傾向がないかを確認する。最も心配なことは後出血である。原因は、薬剤の問題よりも局所の炎症や抜歯時の周囲組織の損傷、不適切な局所処置などという研究結果もある。処置を行う際は、あらかじめ止血が困難であることを想定し、十分な不良肉芽の掻爬や酸化セルロース、ゼラチンスポンジによる圧迫止血を行う。その後しっかりとした縫合を行い、血餅の安定化を図ることが必要である。次世代の抗凝固薬は、75歳以上でさらに出血のリスクが高くなるといわれている。訪問診療の現場では十分に警戒する。止血が困難な場合、薬剤の影響だけではなく、掻爬が不十分、貧血、血小板の不足や機能不全なども考慮し対応する必要がある。しかし、訪問歯科診療では現場の対応に限界がある。患者の急患来院が難しいことを念頭に置き、早めの二次医療機関への紹介が望ましい。

《投薬時に注意すべきこと》

　ワルファリンと抗菌薬あるいは消炎鎮痛薬は、併用によりワルファリンの作用が増強され、出血リスクが高くなる場合があるため、投薬には十分に注意する。

《予想外の再出血》

　術後、血餅の不安定により再出血の可能性がある。特に夜間の出血は、家族や介護者に大きな不安を与える。止血が不安な場合は、緊急連絡先を伝えるようにしたい。

IV 注意を要する服用中薬剤
2 骨代謝系薬剤

主な薬剤名称

経口剤
- アクトネル®
- ベネット®
- リセドロン酸Na
- フォサマック®
- ボナロン®
- ダイドロネル®
- ボノテオ®
- リカルボン®

注射剤
- アレディア®
- テイロック®
- ボナロン®
- ゾメタ®
- ランマーク®
- プラリア®

《BP製剤によるBRONJ発生のリスクファクター》
ビスフォスフォネート関連顎骨壊死に対するポジションペーパー（改訂追補2012年版）より

窒素含有BP ＞窒素非含有BP
窒素含有BP／ゾメタ®（ゾレドロン酸）
　　　　テイロック®、フォサマック®、ボナロン®（アレンドロネート）
　　　　アクトネル®、ベネット®（リセドロネート）
　　　　アレディア®（パミドロネート）
　　　　ビスフォナール®（インカドロネート）
　　　　ボノテオ®、リカルボン®（ミノドロン酸）

窒素非含有BP／ダイドロネル®（エチドロネート）

悪性腫瘍用製剤＞骨粗鬆症用製剤
悪性腫瘍用製剤（アレディア®、ビスフォナール®、テイロック®、ゾメタ®）
骨粗鬆症用製剤（ダイドロネル®、フォサマック®、ボナロン®、アクトネル®、
　　　　　　　　ベネット®、ボノテオ®、リカルボン®）

> **BP製剤以外にも顎骨壊死をきたす薬剤**
> 　近年では、ヒト型抗RANKLモノクローナル抗体製剤（デノスマブ）をはじめ、サリドマイド、血管新生阻害剤、選択的エストロゲン受容体モジュレーター（ラロキシフェン、タモキシフェン）、ホルモン補充療法（エストロゲン）やカルシトニンでも顎骨壊死の発症が確認されている。

BRONJに注意

　歯科領域に関連する骨代謝系薬剤といえばビスホスホネート製剤（BP製剤）が代表的である。BP製剤は、破骨細胞の活動抑制および血管新生の抑制効果があり、骨粗鬆症、変形性骨炎（骨パジェット病）、悪性腫瘍の骨転移（特に乳癌、前立腺癌、肺癌、胃癌）、骨の脆弱化を特徴とする疾患の予防や治療に使用されている。薬剤は経口剤と注射剤があり、一般に経口剤は骨粗鬆症患者に、注射剤は乳癌や前立腺癌などの骨転移病変に対して用いられることが多い。このBP製剤を投与中の患者に対し、抜歯等の侵襲的歯科治療を行った場合、ビスホスホネート関連顎骨壊死（Bisphosphonate - Related Osteonecrosis of the jaw：BRONJ）を発症する可能性がある。

　BRONJ発生のリスクは、悪性腫瘍用製剤の方が骨粗鬆症用製剤に比べると高いとされ、製剤の比較では、窒素含有BP製剤の方が窒素非含有BP製剤よりも高いといわれている。抜歯等の侵襲的歯科処置が必要な場合、骨粗鬆症患者に対するBP製剤投与では主治医への休薬の可否、代替薬変更の可否、投与開始時期、投与期間、最終投与時期、今後の投与予定について確認を行う。しかし、がん患者では、注射用BP製剤によるがん治療の継続が最優先となるため、骨転移のコントロール状態も加味して主治医と十分に検討する必要がある。その他のBRONJ発症のリスクファクターとして、口腔衛生状態の不良が挙げられる。歯周病や歯周膿瘍等の炎症疾患の既往がある場合には注意が必要である。また、全身的リスクファクターとしては、がん患者における化学療法やステロイド剤の投与、放射線治療後では、免疫機能の低下などによりBRONJ発生のリスクがさらに高まるとされている。また、喫煙や飲酒もリスクファクターとして挙げられており、注意が必要である。

　BRONJの治療法については未だ確立されていないが、含嗽剤、洗口剤での局所の洗浄と抗菌薬の投与をまず行い、病変の拡大予防と口腔内の保清に留意することが大切である。また、BRONJの発症が疑われる場合には、早期に高次医療機関に紹介することも肝要である。

　近年では、BP製剤以外にも顎骨壊死をきたす薬剤がみられ、薬剤関連顎骨壊死（Madication - Related Osteonecrosis of the jaw：MRONJ）と呼ばれるようになっている。ヒト型抗RANKLモノクローナル抗体製剤（デノスマブ）をはじめとした、多岐にわたる薬剤で顎骨壊死の発症が確認されているので注意が必要である。

現在、新たな治療薬として副甲状腺ホルモン製剤のテリパラチドが登場し、従来のBP製剤やデノスマブが破骨細胞活性を抑制するのに対し、骨芽細胞に働きかけ、骨形成を促進する機序をもつ薬剤であるため、BRONJ/MRONJへの治療薬としての効果が期待されている。

■資料1　BRONJ発生のリスクファクター

1. BP製剤によるファクター
☞P80参照

2. 局所的ファクター
- 骨への侵襲的歯科治療（抜歯、歯科インプラント埋入、根尖外科手術、歯周外科など）
- 口腔衛生状態の不良
- 歯周病や歯周膿瘍などの炎症疾患の既往
- 好発部位：下顎＞上顎、下顎隆起、口蓋隆起、顎舌骨筋線の隆起

3. 全身的ファクター
がん、腎透析、ヘモグロビン低値、糖尿病、肥満、骨パジェット病

4. 先天的ファクター
MMP-2遺伝子、チトクロームP450-2C遺伝子などのSNP

5. その他のファクター
薬物（ステロイド、シクロフォスファミド、エリスロポエチン、サリドマイド、血管新生阻害剤）、喫煙、飲酒

ビスフォスフォネート関連顎骨壊死に対するポジションペーパー（改訂追補2012年版）より

■資料2　BP製剤投薬中患者の休薬に関する考え方

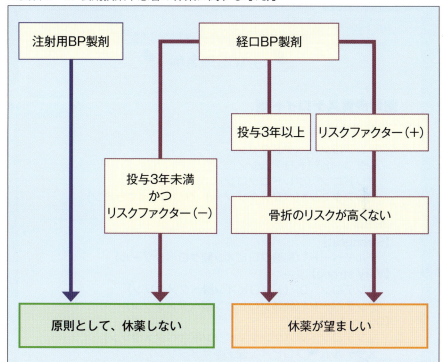

　BP製剤の休薬が可能な場合、その期間が長いほど、BRONJの発生頻度は低くなるので、骨のリモデリングを考慮すると休薬期間は3ヶ月程度が望ましいとしている。抜歯など侵襲的歯科治療後のBP製剤の投与再開までの期間は、術創が再生粘膜上皮で完全に覆われる2〜3週間後または十分な骨性治癒が期待できる2〜3ヶ月後が望ましいとしている。
　なお、BP製剤の休薬か否かを決定する際には、医師と患者を交えた十分な話し合いによりインフォームドコンセントを得ておくことが肝要である。

3 ステロイド剤・免疫抑制剤

Ⅳ 注意を要する服用中薬剤

 主な薬剤名称

副腎皮質ステロイド剤

内服（内服薬は用量依存性）
リンデロン®（ベタメタゾン）
レダコート®（トリアムシノロン）
プレドニン®（プレドニゾロン）
セレスタミン®（ベタメタゾン・d-クロルフェニラミン）

外用薬
【Strongest】
　デルモベート®（酪酸プロピオン酸クロベタゾール）
【Very strong】
　リンデロン®-DP（ジプロピオン酸ベタメタゾン）
　アンテベート®（酪酸プロピオン酸ベタメタゾン）
【Strong】
　リンデロン®-VG（ゲンタマイシン配合ベタメタゾン）
　メサデルム®（プロピオン酸デキサメタゾン）
【Medium】
　ロコイド®（酪酸ヒドロコルチゾン）
【Weak】
　デキサメタゾン（デキサメタゾン）
　オイラックス®H（ヒドロコルチゾン）
　プレドニゾロン（プロドニゾロン）

免疫抑制剤

アルキル化剤　エンドキサン®（シクロホスファミド）

代謝拮抗剤　リウマトレックス®（メトトレキサート）

カルシニューリン阻害薬　ネオーラル®（シクロスポリン）

副作用に要注意

《副腎皮質ステロイド剤》

　副腎皮質ステロイド剤は、消炎と免疫抑制を目的に使用され、アレルギー性疾患をはじめとするさまざまな疾患の治療に用いられるが、副作用も多いため注意が必要となる。訪問歯科診療で出会うステロイド長期投与の疾患としては、関節リウマチや間質性肺炎、重症筋無力症などがある。長期投与の副作用として、易感染性、骨粗鬆症、糖尿病、消化性潰瘍、血栓症、精神障害、中心性肥満、動脈硬化、白内障、副腎不全など、さまざまな二次疾患が考えられる。副作用の予防投与として、骨粗鬆症にビスホスホネート製剤、血栓症に抗血小板薬が投与されるケースが多く、歯科的に外科処置を行う際はビスホスホネート関連顎骨壊死（BRONJ）の発症や易出血に注意が必要となる。

〔ステロイドカバー〕

　手術や感染症などのストレスがかかると、コルチゾールといわれるストレスホルモンが体内から分泌される。ステロイドを長期投与されている患者においては、副腎の萎縮や機能の低下により、ストレスに見合うだけのコルチゾール分泌が起こらず、ショックを主体とする病態（低血圧、全身倦怠感、痙攣、意識障害）を引き起こすことがある。それを予防するために、ステロイド長期投与患者に対し手術を行う際は、術前にステロイド投与量を増量させるステロイドカバーを行うことがある。訪問歯科診療で行う抜歯程度の小手術侵襲であれば、ほとんどの文献では通常量の維持で問題ないとされているが、主治医に問い合わせることを推奨する。

《免疫抑制剤》

　臓器移植や自己免疫疾患、自己免疫とは関係のないアレルギー性疾患の免疫抑制療法で使用される。各免疫抑制剤の副作用として骨髄障害があるが、好中球減少症は歯科でも注意が必要。免疫抑制剤を投与されている患者は、定期的に血液検査を受けているため、診察前に血液データを確認する。著しい好中球減少がみられる場合、抜歯などの外科的侵襲は避ける。口腔内の粘膜炎がある場合、二次感染予防のため口腔ケアの介入を考える。シクロスポリンは、骨髄障害が無いといわれているが、肝機能、腎機能のチェックは必要である。

4 向精神薬

Ⅳ 注意を要する服用中薬剤

 主な薬剤名称

【抗精神病薬】
　フェノチアジン系／ウインタミン®（クロルプロマジン）
　　　　　　　　　　ヒルナミン®（レボメプロマジン）
　ブチロフェノン系抗精神病薬／セレネース®（ハロペリドール）
　セロトニン・ドパミン遮断薬／リスパダール®（リスペリドン）
　多元受容体作用抗精神病薬／ジプレキサ®（オランザピン）
　ドパミン受容体部分作動薬／エビリファイ®（アリピプラゾール）

【抗うつ薬】
　三環系／アモキサン®（アモキサピン）　ノリトレン®（ノルトリプチリン）
　四環系／ルジオミール®（マプロチリン）　テシプール®（セチプチリン）
　SSRI／デプロメール®（フルボキサミン）　パキシル®（パロキセチン）
　SNRI／トレドミン®（ミルナシプラン）　サインバルタ®（デュロキセチン）
　NaSSA／リフレックス®（ミルタザピン）

【抗不安薬】
　短時間型（半減期が 3〜6 時間程度）
　　リーゼ®（クロチアゼパム）　デパス®（エチゾラム）
　中間型（半減期が 12〜20 時間程度）
　　ワイパックス®（ロラゼパム）　コンスタン®、ソラナックス®（アルプラゾラム）
　長時間型（半減期が 20〜100 時間程度）
　　セルシン®、ホリゾン®（ジアゼパム）　セレナール®（オキサゾラム）
　超長時間型（半減期が 100 時間以上）
　　メイラックス®（ロフラゼプ酸エチル）　レスタス®（フルトプラゼパム）

【睡眠薬】
　超短時間型（半減期が 2〜4 時間程度）
　　マイスリー®（ゾルピデム）　ハルシオン®（トリアゾラム）　アモバン®（ゾピクロン）
　短時間型（半減期が 6〜12 時間程度）
　　レンドルミン®（ブロチゾラム）　リスミー®（リルマザホン）
　中時間型（半減期が 12〜24 時間程度）
　　ロヒプノール®、サイレース®（フルニトラゼパム）　ネルボン®（ニトラゼパム）
　長時間型（半減期が 24 時間以上）
　　ドラール®（クアゼパム）　ダルメート®、ベノジール®（フルラゼパム）

訪問歯科診療では、高頻度で遭遇する

　精神疾患の治療法の中で、薬物療法は最も基本となるものである。統合失調症や気分障害においては、薬物を用いずに治療を進めることは困難といわれている。

　向精神薬は、抗精神病薬（統合失調症の対症療法に用いる）、抗うつ薬（抑うつ気分の改善に用いる）、抗不安薬（不安や緊張を鎮める）、睡眠薬（不眠症に対して睡眠を誘導する）に分類される。薬物療法の第一目的は、幻覚、妄想、不穏、興奮、抑うつ、躁、焦燥、不安、緊張、脅迫、不眠などの症状の改善にある。第二目的として、症状が安定したときの再発防止に使用される。

　高齢者の精神疾患は、うつ病、認知症、アルコール依存症、恐怖症などが、全体の10%以上に認められる。訪問歯科診療では高頻度で出会うことがあり、対象となる要介護高齢者においては精神的ストレスが強いことが多い。そのほとんどの患者で向精神薬が処方されているため、薬の特徴を知っておくことが非常に重要である。

　歯科領域で問題になるのは、多くの向精神薬の副作用である。口渇が強く、口腔衛生状態を極めて悪化させる危険がある。精神疾患を有していても確実にコントロールされている場合、簡単な抜歯も可能である。不安症状が強い場合には、歯科処置が不安を増強することがあるため、主治医との情報共有が必要である。三環系抗うつ薬は、アドレナリン（エピネフリン）の併用は原則禁忌であり、歯科で局所麻酔を行うときに注意が必要となる。

〔認知症にも使用されている〕

　厚生労働省は、平成25年7月、『かかりつけ医のためのBPSDに対応する向精神薬使用ガイドライン』を公表した。その中では「かかりつけ医の94.5%に認知症患者が通院し、89.2%が向精神薬を服用していた」とされている。一方で、「多弁、過食、異食、徘徊、介護への抵抗など向精神薬の有効性に関する報告がないBPSDに対しても向精神薬が処方されている実態」があり、BPSDの治療では抗精神病薬は適応外使用になる。抗精神病薬は、転倒・骨折のリスクを高める認知症高齢者の転倒などによるADLの低下を招いていることが指摘されている。

5 解熱鎮痛薬

Ⅳ 注意を要する服用中薬剤

 主な薬剤名称

①非ステロイド性抗炎症薬

1) 酸性NSAIDs

【プロピオン酸系】
　ナイキサン®（ナプロキセン）　ニフラン®（プラノプロフェン）
　ブルフェン®（イブプロフェン）　フロベン®（フルルビプロフェン）
　スルガム®（チアプロフェン）　ロキソニン®（ロキソプロフェンナトリウム）
　アルボ®（オキサプロジン）　ソレトン®、ペオン®（ザルトプロフェン）

【アリール酢酸系】
　インドメタシン®カプセル（インドメタシン）　ランツジール®（アセメタシン）
　ボルタレン®（ジクロフェナクナトリウム）　ジソペイン®（モフェゾラク）
　フェナゾックス®（アンフェナクナトリウム）
　ハイペン®、オステラック®（エトドラク）

【アントラニル酸系】
　ポンタール®（メフェナム酸）　オパイリン®（フルフェナム酸アルミニウム）

【オキシカム系】
　バキソ®（ピロキシカム）　フルカム®（アンピロキシカム）
　ロルカム®（ロルノキシカム）

【サリチル酸系】
　アスピリン®（アスピリン）　バファリン®（アスピリン・ダイアルミネート）

2) 塩基性NSAIDs
　ソランタール®（チアラミド）　メブロン®（エピリゾール）
　ペントイル®（エモルファゾン）

3) COX-2選択的阻害薬
　セレコックス®（セレコキシブ）　モービック®（メロキシカム）

②解熱鎮痛薬
　カロナール®（アセトアミノフェン）

訪問歯科診療では、腎機能の低下や消化器障害に配慮

　非ステロイド性抗炎症薬（NSAIDs）は非常に多くの種類があるが、大きく分類すると、酸性 NSAIDs、塩基性 NSAIDs に大別される。酸性 NSAIDs は、生体のシクロオキシゲナーゼ（COX）という酵素を阻害してプロスタグランジン（PG）の合成を抑制し、消炎効果、鎮痛効果をもたらす。本来 PG は、胃粘膜や腎臓の保護作用を有しているが、PG 抑制により、胃腸障害や浮腫、高血圧症、蛋白尿などの薬剤性腎障害をきたす場合がある。

　酸性 NSAIDs は、血小板機能を抑制する作用もあり、抜歯後等では後出血が懸念される。一方、塩基性 NSAIDs には PG 抑制の作用が無いため、鎮痛作用は酸性 NSAIDs に比べ弱いものの、副作用が少ないという特徴がある。

　近年では、消化器障害、腎障害、血小板機能抑制などの副作用を低減した NSAIDs の開発が進められ、酸性 NSAIDs が COX-1（胃粘膜保護）、COX-2（炎症反応）のいずれも阻害することで副作用を生じるのに対し、COX-2 のみを選択的に阻害する COX-2 選択的阻害薬が登場している。

　アセトアミノフェンは、NSAIDs と異なり、末梢の COX への作用は極めて少ない。よって、副作用の発現は少ないが、抗炎症作用も認められないため、解熱鎮痛薬に分類される。

　高齢者への NSAIDs の処方は、腎機能の低下や消化器障害が発現しやすいと考えられるため、塩基性 NSAIDs、アセトアミノフェンの処方が安全である。しかし、十分な鎮痛効果が得られない可能性もあり、そのような症例に対し、COX-2 選択的阻害薬使用の有用性は高いと考えられる。

　酸性 NSAIDs を使用する場合には、減量、食直後投与、抗潰瘍剤の併用など消化器症状へ配慮をした上で使用することが肝要である。

6 循環器系薬剤

IV 注意を要する服用中薬剤

 主な薬剤名称

心不全治療薬

【利尿薬】サイアザイド系利尿薬／フルイトラン®
　　　　　カリウム保持性利尿薬／アルダクトン®
　　　　　選択的バソプレシンV2受容体拮抗薬／サムスカ®
【RAA系阻害薬】ARB／ディオバン®　ACE阻害薬／レニベース®
【αβ遮断薬】アーチスト®
【β遮断薬】メインテート®

不整脈治療薬

【Kチャネル遮断薬】アンカロン®、アデホス®コーワ
【房室伝導抑制薬】ワソラン®
【ジギタリス製剤】ジゴキシン®

抗血栓薬

【抗血小板薬】プラビックス®、パナルジン®、バイアスピリン®
【抗凝固薬】ワーファリン®、プラザキサ®、イグザレルト®

虚血性心疾患治療薬

〈心筋梗塞や不安定狭心症〉
バイアスピリン®、プラビックス®、ネキシウム®
〈安定労作性狭心症〉
ヘルベッサー®、メインテート®、バイアスピリン®、フランドル®テープ

高血圧症治療薬

β遮断薬、利尿薬、ACE阻害薬、ARBの他、
Ca拮抗薬／ノルバスク®、アダラート®CR、ヘルベッサー®
選択的アルドステロン拮抗薬／セララ® など

1つの薬剤が、1つの疾患に使用されるわけではない

　循環器系薬剤には、心不全治療薬、不整脈治療薬、抗血栓薬、高血圧症治療薬、虚血性心疾患治療薬などがある。それらは、心血管系への直接作用、体液量調節、凝固能調節などを目的としており、単純に、1つの薬剤が1つの疾患に使用されるわけではない。症状、血圧、脈拍数、尿量、胸部エックス線、心電図などを指標に、細かな用量調節が求められる。

《高齢者は、ベースとなる高血圧症を念頭に置く》
　65歳以上の高齢者における医療費の約27%を占めるのが、循環器系の疾患である。さらに、要介護となった主な原因は、脳血管疾患が21.5%と最も多く、心疾患が3.9%、これらの疾患で概ね25%になる。この脳血管疾患および心疾患では、そのほとんどにベースとなる高血圧症があると考えてよい。特に、70歳以上の高血圧症有病率は75%である。

　循環器系薬剤を内服する経緯では、併発・原因疾患を把握する必要がある。糖尿病、虚血性心疾患、腎疾患、脂質異常症など、その疾患は多岐におよぶ。特に、脂質異常症は動脈硬化の誘発が顕著であり、最終的には虚血性心疾患に代表される心血管イベント、そして結果的にはQOLの低下をもたらすことになる。

　局所麻酔使用に際しては、処置内容・時間によって、その薬剤を選択すべきである。基本的には血圧のコントロール状態にもよるが、アドレナリン添加の薬剤は避ける方が無難である。

　治療方法は、例えば、通常生活ができる高血圧症患者には、肥満軽減、有酸素運動等を勧めるとされるが、訪問診療の対象患者においてこれらの励行は難しく、そのコントロールは薬剤に頼るしかない。したがって、与薬が確実にされていることが大原則である。服用忘れがある日の訪問診療時は、特に血圧の持続的な測定が肝要である。

7 抗がん剤

IV 注意を要する服用中薬剤

 主な薬剤名称

【殺細胞性抗悪性腫瘍薬】

アルキル化薬（白血病、悪性リンパ腫）
エンドキサン®（シクロホスファミド）
ダカルバジン（ダカルバジン）

代謝拮抗薬（DNA合成を防ぎ、がん細胞の代謝を阻害）
ユーエフティ®（テガフール・ウラシル）
5-FU®（フルオロウラシル）
メソトレキセート®（メトトレキサート）

白金製剤（DNA複製を阻害）
ランダ®（シスプラチン）
アクプラ®（ネダプラチン）

抗がん性抗生物質（がん細胞の細胞膜を破壊）
ブレオ®（ブレオマイシン）
アドリアシン®（ドキソルビシン）

微小管阻害薬（植物アルカロイドと呼ばれる）
タキソテール®（ドセタキセル）
タキソール®（パクリタキセル）

抗がん剤は、がん化学療法で使用される薬剤のことであり、手術や放射線療法と組み合わせながら使用される。アルキル化薬や代謝拮抗薬に代表される「殺細胞性抗悪性腫瘍薬」、近年急速に研究が進められている「分子標的薬」に分類される。

分子標的薬：がん細胞を狙って作用し治療効果を高める薬剤

アービタックス®（セツキシマブ）
アバスチン®（ベバシズマブ）

抜歯や観血的処置前に、臨床検査値（血液）を必ず確認

　分子標的薬は、がん細胞に特異的に発現するタンパクを標的とするため、正常組織の障害が少なく、副作用を軽減できると期待されている。

　殺細胞性抗悪性腫瘍薬は、細胞のDNA損傷により口腔粘膜炎を発症させ、骨髄抑制から易感染性となる。口腔カンジダ症、ヘルペスウイルス感染、歯性感染の増悪、口腔衛生状態の悪化などは、粘膜炎の二次的な増悪因子として考えられている。抗がん剤治療患者の約40％が口腔粘膜炎を発症し、このうち半数が治療の中断を余儀なくされている。口腔粘膜炎の制御が治療の完遂率を左右する大切な因子となっており、増悪因子を除去すること、すなわち口腔ケアの効果が注目されている。

　抗がん剤の投与法については、点滴静注や持続動注、経口投与などがあるが、いずれの場合も重篤な副作用を引き起こすことが多いため、入院管理や定期的な外来通院を必要とされることになる。そのため、通院困難な要介護者で在宅投与されるケースはハードルが高く、ほとんどない。

　訪問歯科診療においては、歯科や口腔外科が併設されていない病院で、抗がん剤投与患者に出会うケースがある。抗がん剤治療中の周術期患者の口腔機能管理については、訪問歯科診療での対応を依頼されることが考えられる。

　抗がん剤投与中患者における歯科治療上の注意点としては、まず、凝固線溶系異常に伴う出血傾向が問題となる。血小板数が3万〜5万/μLの場合、局所止血に注意すれば抜歯は可能と考えられる。しかし、1万/μL以下では、観血的処置は原則禁忌である。また、口腔粘膜炎や口腔癌腫瘍部からの出血は、止血が困難となることから、口腔ケアでは触れない方が良い。骨髄抑制による好中球減少症では易感染となり、敗血症などの重篤な感染症を引き起こすことがあるため注意する。好中球数が1000/μLあれば観血的処置は可能であるが、術前のプラークや歯石の除去を行うなどの配慮が必要である。500/μL以下は観血処置を可能な限り避けるべきと考える。

訪問歯科診療 6W1H

知っておくべき臨床検査値

V

《基準値について》
基準値は、検査機関や測定方法によって異なります。本書は、主に
『歯科医師の医療連携のための臨床検査トラの巻』（メディア株式会社 出版）の内容に基づいています。

V

Ⅴ 知っておくべき臨床検査値

1 体温

基準値

直腸温：36.0〜37.5℃　腋窩温：35.2〜36.7℃　口腔温：35.5〜37.0℃

検査の概要・意義

　正確な体温測定は、直腸か口腔のどちらかに実測式体温計を5分間留置して計測する。腋窩の場合は、10分間で検温する。

　現在、臨床でも広く使用されている電子体温計の多くは予測式であることを念頭におき、正しく使用する。赤外線を利用した鼓膜式や皮膚表面非接触式などは、外気温に大きく左右されるため、正しい測定には注意が必要である。

　発熱が認められた場合は、まず感染症を念頭におき、暴露経路や栄養状態、旅行歴、季節流行性の感染症などから診査する。要介護高齢者や入院患者の場合は、胃管や尿道カテーテルなどの留置カテーテルの状態を確認し、肺炎や尿路感染を疑う必要がある。39℃を超すような高熱や長期間解熱しない場合は、重篤な原疾患が存在したり、合併症を引き起こすことがあるため、迅速な対応を要することもある。

　また、要介護高齢者の多くは、体温調節機能の低下により室温に左右されやすく、低値を示すことが多い。

異常で疑う疾患・病態等

発　熱▶感染症、薬物性、悪性腫瘍、静脈血栓塞栓症、熱射病、悪性高熱症、好中球減少症

低体温▶要介護高齢者、低栄養

2 血圧

V 知っておくべき臨床検査値

基準値

収縮期血圧（最高血圧）／拡張期血圧（最低血圧）が 140／90mmHg 以上を高血圧症と診断

検査の概要・意義

血圧とは、血流が血管壁に及ぼす圧力のことである。大動脈で圧波形を計測すると、左心室の収縮、拡張に同期して一定の波形が観察される。収縮期の最大の値を「収縮期血圧（最高血圧）」、拡張末期の最小の値を「拡張期血圧（最低血圧）」という。

臨床で用いられる血圧測定法は、大動脈内圧の近似値であり、主に上腕にマンシェットを巻き、聴診法で測定を行う。計測時は、座位で上腕を心臓の高さに合わせて測定を行う。「収縮期血圧」は Korotkoff 音が初めて出現する時（第 1 相）の値を、また「拡張期血圧」は Korotkoff 音の消失時（第 5 相）の値を採用する。

一般に正常血圧は＜120／＜80mmHg と定義されている。「収縮期血圧」が 100mmHg を下回る場合には低血圧症と呼ぶが、臨床的には病的意義のない場合が多い。しかし、要介護高齢者などでは、圧受容器反射の低下により、急激な姿勢の変化で起立性低血圧を起こす場合もあるため、注意が必要である。

一方、血圧が 140〜159／90〜99mmHg を第 1 度高血圧、160〜179／100〜109mmHg を第 2 度高血圧、180／110mmHg 以上を第 3 度高血圧という。高血圧症患者では、コントロール状態、処方薬の内容、合併症の有無などを確認しておく必要がある。

異常で疑う疾患・病態等

上昇 ▶ 心肥大、心不全、腎不全、脳卒中、狭心症、心筋梗塞、高アルドステロン症、甲状腺機能亢進症
低下 ▶ 心臓弁膜症、神経性ショック、起立性低血圧症、起立性調節障害、甲状腺機能低下症

観血的処置においては、局所麻酔薬をアドレナリン非含有のシタネスト-オクタプレシン® に変えるなどして対応することが望まれる。また、痛み刺激や精神的ストレスによって分泌される内因性アドレナリンは、循環器への影響がより大きいといわれているため、患者をよく観察し、血圧をモニタリングすることが肝要である。疼痛を訴えている場合には、麻酔薬の追加あるいは処置の中止も検討すべきである。

3 経皮的動脈血酸素飽和度（SpO$_2$）

V 知っておくべき臨床検査値

基準値

正常値：96％以上
呼吸不全の疑い：95％未満
在宅酸素療法の適用：90％未満

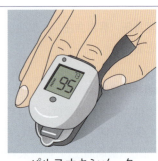

パルスオキシメータ

検査の概要・意義

　パルスオキシメータを用いて、動脈血に含まれる酸素（O$_2$）の飽和度（動脈血酸素飽和度：arterial oxygen saturation）を計るもので、その測定値をSpO$_2$と呼ぶ。酸素飽和度は、赤血球中の酸化ヘモグロビンの比率であり、単位は％である。このパルスオキシメータは、体外から赤色光と近赤外光の2つの光を使って無侵襲的かつリアルタイムに連続的にモニタする装置である。また、最近では、在宅酸素療法の患者指導や睡眠時無呼吸症候群のスクリーニング診断にも利用される。センサ部分は半導体発光素子と半導体受光素子からなり、これを指や耳などに取り付けて使用する。組織や静脈血の光の吸収は短時間では一定と考え、動脈血による吸収は心拍動に伴う動脈径変化により変動するので、受光した光の変動成分だけを取り出して動脈血の情報を得る。

《高齢者の場合》
　訪問歯科診療では、摂食・嚥下障害のある患者の治療中や口腔ケア中の唾液や水による窒息や不顕性誤嚥による低酸素状態に陥る危険性のある時に、簡易なモニターとして使用される。しかし、高齢者では末梢循環障害によって正しい数値が表示されないことが多いため過信しすぎないように使用する。

異常で疑う疾患・病態等

慢性閉塞性肺疾患（COPD）、低酸素状態、窒息、肺炎

＊異常値を呈するエラーは以下の場合
　貧血、マニキュア、腕や指の圧迫による血流低下時・末梢循環障害、激しい体動、プローブの不適切装着など

4　(12誘導) 心電図

Ⅴ　知っておくべき臨床検査値

基準値

　心電図波形は、P波、QRS波、T波から構成され、それぞれ心房の興奮波、心室の興奮波、心室興奮の消退（再分極波）を示す。

検査の概要・意義

　心臓のペースメーカ細胞から構成される刺激伝導系を主とした電気活動を、電極およびリード線を用いて経皮的に体外に導出しグラフ化したものが心電図である。心電図はその導出の仕方（電極の貼り方）によって、いろんな角度からその電気活動を非侵襲的に確認でき、例えば狭心症や心筋梗塞などの虚血性変化を生じている部位などを診断することが可能となる。加えて、心電図によって心室期外収縮や心房細動などの不整脈、頻脈や徐脈、伝導障害、そして電解質異常などの心機能の異常を診断できる。しかし、心電図から心臓ポンプ機能の異常の有無や血圧の変化を知ることはできない。よって、心電図異常がなくても心疾患が存在することもあれば、その逆もある。全身麻酔下での手術の術前検査では一般的には、12誘導心電図を記録する。

> 《高齢者の場合》
> 　訪問診療用には充電池駆動のポータブル心電図があり、不整脈のある患者に対する観血的処置等を行う際の監視用として用いることができる。多くは3点誘導であり、心疾患の病態をつかむことはできないが、心拍数や血圧、SpO₂も同時にモニタリングし記録することができるという意味では有用である。

異常で疑う疾患・病態等

不 整 脈▶心房性不整脈（心房期外収縮、心房細動、心房粗動）、心室性不整脈（心室期外収縮、心室頻拍、心室細動）
伝導障害▶房室伝導障害（房室ブロック）、心室内伝導障害（右脚ブロック、左脚ブロック）
心筋虚血▶狭心症、心筋梗塞
そ の 他▶早期興奮症候群（WPW症候群、LGL症候群）、電解質異常（高Ca血症、低Ca血症、高K血症、低K血症）、高血圧性心疾患

5 赤血球

Ⅴ 知っておくべき臨床検査値

基準値

電気抵抗方式自動血球計数機
男性：427 ～ 570 ×10⁴/μL
女性：376 ～ 500 ×10⁴/μL

検査の概要・意義

血液 1μL 中に含まれる赤血球数をみる。赤血球は胸骨や大腿骨・脛骨の骨髄幹細胞でつくられる血液主成分（全血球成分の 96％）である。赤血球中のヘモグロビンは酸素と結合し肺から各組織細胞へ運搬し、組織細胞から肺へは二酸化炭素を運搬・放出する。赤血球の数が減ると必要なだけの酸素が送られなくなり、貧血状態になる。貧血、多血症を知るために行われるが、全身状態を把握するために有効なため、血液一般検査の基本項目のひとつである。ヘモグロビンとヘマトクリット値と密接に関係して増減しており、これらの数値をもとに貧血の種類をおおよそ診断できる。

《高齢者の場合》
　赤血球数の増加は、血栓による脳梗塞、心筋梗塞などを起こしやすい状態となるため、注意が必要である。また、ヘマトクリット、ヘモグロビンと併せて確認することも肝要である。
　80 歳を超えるような高齢者の場合には、基準値よりも低くなる傾向がみられる。

異常で疑う疾患・病態等

高値▶多血症（赤血球増加症）、脱水症、高地居住者など
低値▶各種貧血（鉄欠乏性貧血、悪性貧血、溶血性貧血、再生不良性貧血）、白血病、胃潰瘍、悪性腫瘍など

6 白血球

Ⅴ 知っておくべき臨床検査値

基準値

4000～9000/μL　電気抵抗方式自動血球計数機

検査の概要・意義

　白血球は血液成分の一つで、免疫を担当する。細菌などの感染症によって、血液中の白血球数が増加する。一方、骨髄造血機能の低下などがあると、白血球数は減少する。こうしたことから、血液中に含まれている白血球数は重要な血液検査の一つである。

WBC（白血球）検査が実施される目的
- 造血機能の確認（造血機能低下の可能性）
- 免疫力の低下の可能性
- 感染症の可能性
- 慢性骨髄性白血病の可能性

《高齢者の場合》
　白血球数および白血球分画については、加齢による変化を一般的に示さない。白血球数の増加（10,000/μL以上）の原因は、一般成人と同様に、感染症（特に細菌感染症）、組織損傷、血液疾患、薬剤などによる影響が大きい。
　また、個人差が大きく、感染症等でも著明な白血球増加を認めない場合もあり、注意が必要である。

異常で疑う疾患・病態等

高値▶細菌感染による炎症（扁桃炎、気管支炎、肺炎、胆嚢炎、腎盂腎炎、虫垂炎、感染性心内膜炎）、悪性腫瘍、慢性骨髄性白血病、敗血症、過度のストレス、激しい運動の直後、喫煙など

低値▶再生不良性貧血、悪性貧血、肝硬変、薬剤障害、急性白血病、全身性エリテマトーデスなど

7 ヘモグロビン（Hb）

Ⅴ 知っておくべき臨床検査値

基準値

オキシヘモグロビン法
男性：14〜18g/dL
女性：12〜16g/dL
80歳を超える場合には基準値よりも低くなる傾向がある。

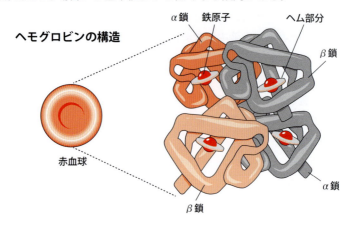

ヘモグロビンの構造

検査の概要・意義

　血液1dL中に含まれるヘモグロビン量をみる。ヘモグロビンとは赤血球中の大部分を占めている血色素で、ヘム（色素）とグロビンと呼ばれるタンパク質（α鎖、β鎖）が結合してできている。ヘモグロビン1分子は酸素4分子を運搬できる。ヘモグロビンは酸素を体内組織に運搬（大部分）、肺までの二酸化炭素の運搬・放出（全ての二酸化炭素の20％）を行っている。低下すると貧血症状が出現する。赤血球数とヘマトクリット値と密接に関係して増減しており、これらの数値をもとに貧血の種類をおおよそ診断できる。

異常で疑う疾患・病態等

高値▶多血症（赤血球増加症）、脱水症、高地居住者など
低値▶各種貧血（鉄欠乏性貧血、悪性貧血、溶血性貧血、再生不良性貧血）、腎不全、消化管系および尿路系からの持続的な出血、胃の全摘出による鉄の吸収障害、各種がん、胃潰瘍、白血病、骨髄腫、膠原病など

8 ヘマトクリット値（Ht）

V 知っておくべき臨床検査値

基準値

赤血球パルス波高値積算法
男性：40.0〜52.0％
女性：33.5〜45.0％

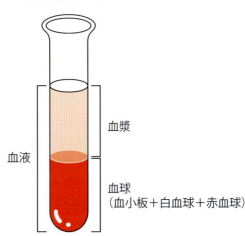

検査の概要・意義

　血液中の赤血球が占める容積の割合である。血液を遠心分離すると液体部分（血清）と沈殿部分（赤血球、白血球、血小板）に分離する。沈殿物の大部分が赤血球であるため、沈殿物の血液中に占める容積は赤血球容積の割合とほぼ同じである。赤血球数が減るとヘモグロビン量とヘマトクリット値も減少する。

　3つの値は密接に関係して増減しており、これらの数値をもとに貧血の種類をおおよそ診断できる。

> 《高齢者の場合》
> 　80歳を超えるような高齢者では、造血能が低下しているため、一般的にヘマトクリット値は減少傾向となる。

異常で疑う疾患・病態等

高値▶赤血球増加症、真性多血症、ストレス性疾患、過度の喫煙によるニコチン依存症、脱水など

低値▶貧血、何らかの原因で赤血球の数が低下、もしくは赤血球の大きさが小さくなる、妊娠中など

9 LDL コレステロール

Ⅴ 知っておくべき臨床検査値

基準値

65 〜 139mg/dL　直接酵素法

＊参考
140mg/dL 以上　高 LDL コレステロール血症
120 〜 139mg/dL　境界域高 LDL コレステロール血症

検査の概要・意義

　LDL（low density lipoprotein）は、非常にコレステロールに富むリポ蛋白で、肝臓や腸管から末梢組織へコレステロールを運ぶことが主な役割である。LDL コレステロールは、総コレステロールよりも動脈硬化と強い相関をもつため、動脈硬化性疾患の直接的なリスクファクターの一つである。

　脂質はリポ蛋白として血中を運搬され、その比重により軽い方から、カイロミクロン、VLDL（very low density lipoprotein）、LDL（low density lipoprotein）、HDL（high density lipoprotein）に分類される。リポ蛋白質は蛋白質（アポ蛋白）、トリグリセライド、リン脂質、コレステロールから成り、LDL コレステロールは、LDL 中のコレステロール量である。

　動脈硬化性疾患予防ガイドライン 2007 年版（日本動脈硬化学会）では、高脂血症を脂質異常症に変更しており、脂質異常症の診断基準では LDL コレステロール 140mg/dL 以上を高 LDL コレステロール血症としている。

> 《高齢者の場合》
> 　加齢と共に動脈硬化のリスクが高まり、血管壁に付着したプラークの内部にコレステロールが沈着するが、このコレステロールは LDL コレステロールに由来していることが分かっており、高齢者においては注意が必要である。

異常で疑う疾患・病態等

上昇 ▶ 高脂血症（家族性含む）、閉塞性黄疸、肥満、糖尿病、甲状腺機能低下症、Cushing 症候群、ネフローゼ症候群

減少 ▶ 肝硬変、慢性肝炎、甲状腺機能亢進症、家族性低コレステロール血症、先天性無βリポ蛋白血症

10 HDL コレステロール

Ⅴ 知っておくべき臨床検査値

基準値
男性：37～67mg/dL、女性：40～71mg/dL　直接酵素法

検査の概要・意義

HDLというリポ蛋白の粒子に含まれるコレステロールで、HDLは抗動脈硬化作用を有することから、一般には善玉コレステロールと呼ばれる。したがって、この低値は動脈硬化の危険因子であり、特に冠動脈疾患（CHD）の防御因子として重要であることから、低HDL-C血症はCHDの主要なリスクファクターの一つに数えられている。

HDLは主に肝臓、腸管で合成され、蛋白質50%、脂質50%から構成される。脂質は、さらにリン脂質23%、コレステロール20%、トリグリセライド（TG）5%などから成っている。

《高齢者の場合》
　HDLコレステロール値の低下は、冠動脈疾患の独立した危険因子であり、HDLは動脈硬化の防御作用を有するリポ蛋白と考えられるため、LDLコレステロールと併せて注意が必要である。
　また、生活習慣是正が大切であるが、高齢者では、厳重な食事制限や運動療法は体への負荷が大きいことも懸念され、逆に低栄養などの栄養障害をきたすことも念頭に置く必要がある。

異常で疑う疾患・病態等

高値（高HDL-C血症として）▶アルコール使用障害（アルコール多飲者など）、薬剤投与（インスリン・高脂血症）、慢性閉塞性肺疾患（COPD）、原発性胆汁性肝硬変、CETP欠損症、家族性高αリポ蛋白血症など

低値▶糖尿病、肝硬変、薬剤投与（サイアザイド）、ネフローゼ症候群、慢性血液透析、肥満、慢性腎不全、冠動脈硬化症、甲状腺機能亢進症、Tangier病、LCAT欠損症、LPL欠損症、アポA-I欠損症、アポC-Ⅱ欠損症など

V 知っておくべき臨床検査値
11 γ-GTP（γ-GT）

基準値

男性：9〜40U/L 以下、女性：9〜35U/L 以下（JSCC 標準化対応法）

*参考　γ-GTP（γ-GT）アイソザイム
　意義は不確定だが、肝障害あるいは胆道閉塞の原因探索に有用である。
γ-GT1（α_1）：急性・慢性肝炎、胆道結石、肝硬変、転移性肝癌
γ-GT2（α_2）：胆管癌、胆嚢癌、膵頭部癌、原発性肝癌
γ-GT3（β）：膵頭部癌、胆管癌、原発性肝癌

検査の概要・意義

　γ-GTP（γ-glutamyl transpeptidase：ガンマグルタミルトランスペプチダーゼ）は、γ-GT（γ-glutamyl transferase：ガンマグルタミルトランスフェラーゼ）とも呼ばれ、グルタチオンなどのγ-グルタミルペプチドを加水分解し、他のペプチドやアミノ酸にγ-グルタミル基を転移する酵素である。

　γ-GTP は血清のみならず、尿、胆汁、唾液、羊水などでも検出されるが、血清のγ-GTP は、主に肝・胆道系の疾患を特異的に反映する。肝のγ-GTP は、ALP、LAP などとともに胆道系酵素とも呼ばれる。また、胆汁うっ滞では、γ-GTP の合成誘導と胆汁への排泄障害の結果、血清γ-GTP 値が上昇する。アルコール性肝障害や薬剤性肝障害での上昇は、合成の誘導に起因する。

　一方、肝細胞癌に特異的なγ-GT は、活性値の増加からは判断できないことから、アイソザイム分画による泳動の異常バンドとして認められる。

《高齢者の場合》
　高齢者では代謝能力の低下に伴い、多剤服用している場合には、薬剤性肝障害が懸念される。通常、AST および ALT の増加に先だってγ-GTP が上昇することが多いため、注意が必要である。

異常で疑う疾患・病態等

高値▶ 胆汁うっ滞、アルコール性肝障害、薬剤性肝障害、肝硬変、慢性肝炎、肝細胞癌、脂肪肝、胆管細胞癌
低値▶ 高グルタチオン尿症、高グルタチオン血症、先天性低γ-GTP 血症

12 AST

Ⅴ 知っておくべき臨床検査値

基準値

7～38 U/L（JSCC 標準化対応法）、10～40 IU/L（国際単位 /L）

　酵素活性の単位は、基本的には国際単位で、この定義とは「至適条件下で、試料 1L 中に、温度 30℃で 1 分間に 1μmol の基質を変化させることができる酵素量を 1 単位」とされる。
　しかし、実際には自動分析機で測定されるのが一般的であり、日常検査としての酵素活性は 37℃における国際単位（U/L：International unit）である。
　一方、酵素活性測定法が標準化され、JSCC 標準化対応法が使用されている。酵素活性は測定条件によって数値が大きく変化する。そこで、日本臨床化学会は測定法の標準化を進めてきた。標準物質の単位は IU/L ではなく U/L を使用しているので、JSCC 標準化対応法で測定している場合は、標準化対応法の国際単位である U/L を用いる。

検査の概要・意義

　AST（Aspartate Aminotransferase：アスパラギン酸アミノ基転移酵素）は、以前は GOT（グルタミン酸オキサロ酢酸トランスアミナーゼ）と呼ばれていたもので、アスパラギン酸とα-ケトグルタル酸をグルタミン酸とオキサロ酢酸に相互変換する酵素である。肝細胞、赤血球、心筋、骨格筋などに分布するため、これらの細胞が破壊されると血液中に流出する（逸脱酵素）。

> 《高齢者の場合》
> 　AST は男女ともに加齢とともに上昇すると言われている。肝臓は「沈黙の臓器」と言われるように、肝疾患は自覚症状に乏しく、高齢者では特にその傾向があるため定期健診で AST、ALT を確認していることが多い。肝機能に異常があるときは、肝代謝を受ける薬物（エリスロマイシン、イトラコナゾール、カルバマゼピン等）の投与に注意を払う必要がある。

異常で疑う疾患・病態等

　肝炎、肝硬変、脂肪肝、肝腫瘍などの肝疾患で ALT とともに上昇する。特に肝硬変、アルコール性肝炎および肝腫瘍での AST の上昇は顕著である。
　肝疾患以外には心筋梗塞、溶血性貧血や多発性筋炎、皮膚筋炎でも AST（GOT）の上昇を認める。

13 ALT

Ⅴ 知っておくべき臨床検査値

基準値

4～44 U/L（JSCC 標準化対応法）、5～40 IU/L（国際単位 /L）

慢性肝炎	AST＜ALT
薬剤性肝炎	AST＜ALT
閉塞性黄疸	AST＞ALT
急性心筋梗塞	ALT は通常正常、広範囲の心筋梗塞では高値

検査の概要・意義

　ALT（Alanine aminotransferase：アラニンアミノ基転移酵素）は、以前は GPT（グルタミン酸ピルビン酸トランスアミナーゼ）と呼ばれていたもので、ピルビン酸とグルタミン酸をアラニンとα-ケトグルタル酸に相互変換する酵素である。

　血清中の ALT 濃度は、肝障害の程度の指標とされている（逸脱酵素）。肝細胞の破壊が著しいと、むしろ流出量は低下する。アルコール性肝炎や肝硬変、肝腫瘍では AST の上昇が目立つ一方、ウイルス性肝炎や脂肪肝では ALT の上昇が顕著である。AST（GOT）よりも特異性が高い（肝臓以外の障害では上昇しづらい）が、AST との比率も臨床的に意義がある。

> 《高齢者の場合》
> 　基本的に加齢による数値の影響はないと言われている。近年、肝炎ウイルスの水平感染について、感染防止対策により医原性の感染はほとんどみられなくなった。性的接触や入れ墨等の針の使い回しなどがほとんどであるが、介護老人施設においては、他人の歯ブラシや義歯、剃刀の誤使用による感染が報告され問題になっている。

異常で疑う疾患・病態等

　肝炎（急性・慢性）、劇症肝炎、アルコール性肝炎、肝硬変、脂肪肝、肝腫瘍などの肝疾患で AST とともに上昇する。特にアルコール性肝炎や肝硬変、肝腫瘍では AST の上昇が顕著であるのに対し、ウイルス性肝炎や脂肪肝では ALT の上昇が顕著である。

14 ALP

Ⅴ 知っておくべき臨床検査値

基準値

120 〜 370 U/L（JSCC 標準化対応法）

＊参考　ALP アイソザイム
ALP1 出現：肝臓 - 肝・胆道の閉塞など
ALP2 上昇：肝臓 - 肝・胆道疾患など
ALP3 上昇：骨 - 骨生成疾患、骨新生など
ALP4 出現：胎盤 - 主に妊娠時
ALP5 上昇：小腸 - 脂肪食後、肝硬変など
ALP6 出現：免疫グロブリンと結合した

検査の概要・意義

　血清アルカリホスファターゼ（ALP）は肝、骨、小腸、胎盤に由来しており、逸脱酵素の一つで主に胆道から出る。検査目的としては、主に肝・胆道疾患、特に胆汁流出障害の有無、骨新生の状態、胎盤機能の状態などである。また、臓器由来の異なるアイソザイムが存在するため、ALP に異常が認められた場合、アイソザイムを調べ、その原因を追求する必要がある。一方、ある種の腫瘍細胞からも産生されることから、腫瘍マーカーとしての意義もある。

> 《高齢者の場合》
> 　胆道系疾患の場合、ALP 以外にも γ-GT も高値となる。ALP は、胆道の他に骨でも生成されており、高齢者で ALP のみが高値になっている場合は、骨粗鬆症や悪性腫瘍の骨転移など、骨破壊が進んでいる可能性を示唆するため、注意が必要である。

異常で疑う疾患・病態等

上昇 ▶ 肝細胞癌、総胆管結石症、膵頭部癌、胆管癌、骨軟化症、胆道系疾患、副甲状腺機能亢進症、閉塞性疾患、薬剤性肝障害、慢性腎不全、硬化性胆管炎、原発性胆汁性肝硬変、肝硬変、くる病、ウイルス性肝炎、アルコール性肝炎、甲状腺機能亢進症、骨疾患、がんの骨転移

減少 ▶ 先天性低ホスファターゼ症

15 空腹時血糖

V 知っておくべき臨床検査値

基準値

70〜109 mg/dL　酵素法

検査の概要・意義

　血糖は、食事の影響を受けて大きく変動する。空腹時血糖は、前日の夕食後から何も食べずに10時間以上経過した当日の朝食前に測定した血糖値のことで、病的状態以外で血中のグルコース濃度が最も影響を受ける食事の影響を極力排除した検査である。食後高血糖を呈する耐糖能異常は看過される可能性がある。基準値は上記の通りであるが、126mg/dL以上で「糖尿病型」と判断され、別の日に再び126mg/dL以上であれば糖尿病とされる。入院患者では、日内変動として、各食前、各食後2時間、就寝時の7回血糖測定を行うことがある。

異常で疑う疾患・病態等

高値▶糖尿病、耐糖能異常、慢性膵炎、Cushing症候群、先端巨大症、グルカゴノーマ、褐色細胞腫、甲状腺機能亢進症など

低値▶インスリノーマ、下垂体機能低下症、副腎皮質機能低下症、肝硬変、インスリン自己免疫症候群、胃切除後症候群、アルコール性低血糖、インスリン・経口血糖降下薬投与など

16 HbA1c

Ⅴ 知っておくべき臨床検査値

基準値

成　人：4.6 ～ 6.2 %（NGSP）
高齢者：7.4 %未満（NGSP）

＊参考　NGSP
　NGSP（National Glycohemoglobin Standardization Program）とは国際標準として用いられるHbA1c値を示す指標である。日本ではこれまでJDS（Japan Diabetes Society）値を独自指標として主に使用してきた。しかし、JDSの指標を用いた場合の値はNGSPに対して0.4 %のずれがあることが判明したため、平成24年4月からNGSPに移行している。

検査の概要・意義

　ヘモグロビンA1cは、赤血球内のヘモグロビン蛋白とブドウ糖が結合したグリコヘモグロビンの一種である。HbA1cは極めて安定しており、赤血球の寿命（120日）まで血中に存在しているので、現時点におけるHbA1cの濃度は、過去1～2ヶ月の血糖値とよく相関する。反応の全過程は血糖値に依存性があるため、高血糖の程度に応じて生成物は増加する。本検査は、このような理由で長期間の血糖コントロールの指標として用いられる。

《高齢者の場合》
　糖尿病診療ガイドラインでは、虚弱高齢者糖尿病においてはQOLの維持が重要であるため、治療によってQOLが低下しないよう細心の注意を払うべきで、血糖コントロール目標をHbA1c（NGSP）で1%ほど高めに設定することや、血糖を下げ過ぎないような配慮の必要性も指摘している。
　抜歯等の観血的処置に際しては、直近のHbA1cを確認して血糖コントロール状態を把握し、基準値以上の場合は処置の可否を十分に考慮し、術後感染防止や治癒不全の経過観察が重要になる。前述のように、高齢者では血糖値がやや高めにコントロールされていることがあるため、特に注意を払う必要がある。

異常で疑う疾患・病態等

上昇 ▶ 糖尿病

17 C反応性蛋白（CRP）

Ⅴ 知っておくべき臨床検査値

基準値
0.1 mg/dL 以下

検査の概要・意義
　炎症によって増加する急性期蛋白である。腫瘍壊死因子（TNF-α）、インターロイキン-1、インターロイキン-6などの炎症性サイトカインによって誘発され、主に肝臓で産生される。血中CRPが増加している場合、体内に細菌感染、炎症または壊死が存在している。しかし、血中濃度が上昇するのに時間を要すること、また、炎症が限局している場合は明らかな上昇がみられない場合がある。細菌感染の場合は白血球数などの検査と併せて評価する必要がある。

> 《高齢者の場合》
> 　高齢者の場合は細胞性免疫の低下や低栄養が起こりやすく、感染症を引き起こしやすいとされているが、その特徴として敗血症や肺炎等の重症な感染症があっても発熱しないことがある。また、CRPも上昇しないことがあるので注意が必要であるため、インフルエンザ等のウイルス感染が疑われる際は、血清アミロイドA（SAA）が炎症の指標として有用である。

異常で疑う疾患・病態等
高値▶気管支炎、肺炎、感染性心内膜炎、細菌感染症、膠原病、自己免疫疾患、悪性腫瘍、心筋梗塞、外傷、骨折、外科手術に伴う炎症など

18 心房性ナトリウム利尿ペプチド（H. ANP）

Ⅴ 知っておくべき臨床検査値

基準値

≦ 40 pg/mL　IRMA

検査の概要・意義

　ヒト心房性ナトリウム利尿ペプチド（H.ANP）は、ヒト心房組織で産生・分泌されるアミノ酸 28 個のペプチドホルモンで、S-S 結合による環状構造を有する。ヒト心房組織からは、分子量 3,000、6,000、13,000 の α、β、γ -ANP の 3 種類が単離されたが、ANP の基本型は α で、β は α の二量体、γ は前駆体の proANP の N 端ペプチドが残存した形で存在する。

　この 3 種のうち、利尿、降圧に最も強力な作用を表すのは、α -ANP である。心房細胞から分泌された ANP は、腎臓に働いて利尿（ナトリウム利尿）を行うと同時に、平滑筋弛緩作用、体液量や循環血漿量、血圧の調節（末梢血管に作用して拡張、血圧降下）に働く。ANP システムの障害が高血圧症の発症、浮腫性疾患を引き起こす可能性が高い。特に、心機能、腎機能障害の診断および重症度の判定、血液透析における体液量の管理に重要な意義を持っている。以上から、心不全では ANP 値の上昇が重症度を反映する指標として評価されている。

> 《高齢者の場合》
> 　我が国の高齢社会の到来に伴い、透析患者の高齢化も進んできている。要介護高齢者においては透析のための通院が、本人や介護者の大きな負担になるケースが多い。近年、そういったニーズの増加から透析クリニックを併設した介護施設を目にすることが多くなってきた。透析前後で ANP は大きく変動することから、慢性腎不全患者における透析終了時の体液量管理の指標として用いられている。

異常で疑う疾患・病態等

上昇 ▶ 心筋梗塞、うっ血性心不全、本態性高血圧症、腎不全、原発性アルドステロン症、発作性上室性頻拍

減少 ▶ 脱水、体液量減少、甲状腺機能低下症、腎不全透析後、尿崩症

Ⅴ 知っておくべき臨床検査値
19 脳性（心室性）ナトリウム利尿ペプチド（BNP）

基準値

≦ 20 pg/mL　IRMA、EIA、CLEIA

BNP値の評価目安

18.4pg/mL 以下	・正常域（健康成人）
40pg/mL 以上	・心疾患の可能性あり（要観察）
100pg/mL 以上	・心疾患を疑って精密検査・要治療
200pg/mL 以上	・心不全の可能性あり（専門医治療必要）
500pg/mL 以上	・予後不良（要入院、厳重な観察）

検査の概要・意義

　脳性（心室性）ナトリウム利尿ペプチド（BNP）は、アミノ酸残基32個のS-S結合による環状構造を有するペプチドホルモンで、心房性ナトリウム利尿ペプチド（ANP）に引き続き、第二の利尿ペプチドとしてブタの脳から単離同定された。主に心室で産生・分泌される。ANPは主に心房負荷を反映して心房から分泌されるが、BNPは心室負荷を反映して心室から分泌され、ともに強力なナトリウム利尿作用、平滑筋弛緩作用、血管拡張作用を示す。

　BNPはANPと同じように、前駆体のproBNPからN端ペプチドが切断されて生成され、ホルモン活性を持つBNPと活性を持たない脳性ナトリウム利尿ペプチド前駆体N端フラグメント（NT-proBNP）として分泌される。

　健常人における血漿中BNP濃度は極めて低いが、ANPに比べて心機能を早期に反映し、心不全患者では脳性（心室性）ナトリウム利尿ペプチド（BNP）分泌量も多く、重症度に応じて増加することから、BNPの測定は心不全の病態の把握に重要な意義を持っている。また、アンジオテンシン変換酵素阻害剤投与時の心負担の軽減の確認に有用である。

《高齢者の場合》
　高齢者の歯科診療をするにあたっては、虚血性心疾患に対する配慮をしなければならないことが多い。BNPは心不全の指標として優れており、上昇しているときには心室に負荷がかかっていることが考えられるため、強い疼痛やストレスのかかる歯科治療は避けるべきと考えられる。

異常で疑う疾患・病態等

上昇 ▶腎不全、心臓弁膜症、高血圧症、狭心症、急性心不全、急性心筋梗塞、慢性心不全

20 身体計測

Ⅴ 知っておくべき臨床検査値

基準値

BMI 算出方法：BMI= 体重（kg）÷（身長（m）×身長（m））
日本人：18.5〜24.9

検査の概要・意義

　身体計測の目的は、体脂肪量、体タンパクおよび筋肉量を概算し、身体の栄養状態を推定することである。また 1 日の必要エネルギー量を推定する上で、身長や体重の値が必要となる。したがって、適切な栄養管理を行うために身体計測は不可欠である。測定項目には、身長、体重が基本であるが、この他、上腕周囲長、上腕筋周囲長、上腕三頭筋皮下脂肪厚、上腕筋面積、下腿周囲長がある。基準値として、体格指数（BMI：body mass index）、基準体重比（% IBW：ideal body weight）、体重減少率（% LBW：loss of body weight）や「日本人の身体計測基準値（Japanese anthropometric reference data：JARD2001）」を用いて判定を行う。なお、腹囲（waist circumference）は、男性 85cm 以上、女性 90cm 以上が内臓脂肪型肥満の評価として用いられる。

《高齢者の場合》
　BMI が 18.5 未満、もしくは 1 ヶ月で 5%以上、または 6 ヶ月で 10%以上の体重減少がある場合は、低栄養状態であると考えて良い。多くの介護施設やデイサービスでは、月 1 回ほど体重を計測するため容易にその変化を確認することができる。下腿（ふくらはぎ）周囲長 31cm 未満も簡易評価として使用できる。
　加齢とともに筋肉量が減少する「サルコペニア」は、転倒骨折などによる ADL の低下を起こすリスクとして有名になったが、近年では、筋力低下と BMI 25 以上の状態が同時に起こる「サルコペニア肥満」は、サルコペニアや肥満のみよりも病気発症リスクが高まるとして懸念されている。

異常で疑う疾患・病態等

低栄養、劣成長、肥満
高身長、低身長の場合は、栄養状態のほかに内分泌障害

21 総蛋白（TP）

Ⅴ 知っておくべき臨床検査値

基準値

6.7〜8.3（立位・座位）g/dL　ビウレット法

検査の概要・意義

　総蛋白（TP）は、血清中に含まれる蛋白質の総称である。血清中では分離の段階で凝固関連の蛋白が消費されているが、通常は血清中の総蛋白濃度を（TP：total protein）という。血漿中の約8％を占め、多種類（100種類以上）の蛋白成分から成り立っている。TPの60〜70％はアルブミン、20％近くがγ-グロブリンで占められており、この二つの変化を反映する。高値はγ-グロブリンの増加、低値は多くの場合アルブミンの減少による。

　肝臓や腎臓の働きに異常が生じると、血清中の蛋白質の代謝が乱れるため、蛋白総量を調べることで、肝臓や腎臓の状態を知る目安となる。健常時は一定の濃度に維持されており、検査の主な目的はアルブミン、免疫グロブリンの増減、蛋白喪失の有無等をみることである。血清総蛋白値に異常がみられた場合は蛋白分画を検査し、その構成比をみる。

　慢性消耗性疾患、甲状腺機能亢進症などの蛋白異化亢進が原因の場合、蛋白合成低下、漏出あるいは血液濃縮などの際に起こる多くの病態の把握に用いられ、スクリーニング検査および診断の補助に有用である。

《高齢者の場合》
　高齢者では、一般的にTPは減少の傾向がみられる。アルブミン、A/G比も減少の傾向がみられ、肝機能の低下に起因する。

異常で疑う疾患・病態等

上昇 ▶ 悪性腫瘍、肝硬変、膠原病、甲状腺疾患、慢性肝炎、慢性炎症、多発性骨髄腫、M蛋白血症、脱水症、マクログロブリン血症、消化器癌、悪性リンパ腫、再生不良性貧血など

減少 ▶ ネフローゼ症候群、慢性腎不全、蛋白漏出性胃腸症、重症肝障害、吸収不良症候群、栄養不良状態、関節リウマチ（RA）、リウマチ熱などの膠原病、慢性消耗性疾患、慢性糸球体腎炎など

22 Ⅴ 知っておくべき臨床検査値
アルブミン（Alb）

基準値

4.2〜5.1 g/dL　BCG法

検査の概要・意義

　アルブミンは、約600個のアミノ酸からできた分子量約66,000の比較的小さな蛋白質で、肝で合成され、血清中の蛋白質の中では最も多く、血清総蛋白の約60％を占める成分である。膠質浸透圧の維持に関係し、ビリルビン、尿酸、遊離脂肪酸、サイロキシン、Ca、Cu、Zn、そのほか各種薬剤や色素などの物質との結合輸送に重要な役割を持ち、蛋白代謝を反映して栄養状態の指標となる。アルブミンは肝でのみ合成されるので、肝障害程度の判定にも有用である。一方、腎障害などで、体外に喪失される病態では低下する。また、血清アルブミンも体位によって変動し、臥位から立位移行30分後で、0.2〜0.4 g/dLほど高くなる。

《高齢者の場合》
　アルブミンは血液中の主要な蛋白質で、臨床的には腔内・体外への喪失の把握、肝機能障害、栄養状態を示す1つの指標の検査として利用される。我が国においては特に栄養不良の診断において広く使用されていることが多い。3.5g/dL以下で低栄養とされ、特に高齢者や摂食・嚥下障害患者における低栄養の発見に有用である。ただし、脱水や炎症性疾患、ストレス、肝疾患などでも検査値に影響が出るため、適正な栄養評価ではないことも指摘されている。

異常で疑う疾患・病態等

上昇▶ 脱水症、血液濃縮、肝炎の回復期など

減少▶ 腎不全、本態性低タンパク血症、蛋白漏出性胃腸症、体腔液貯留、先天性無アルブミン血症、栄養不良、全身性浮腫、重症肝障害、悪性腫瘍、炎症性疾患、感染症、肝硬変、吸収不良症候群、甲状腺機能亢進症、ネフローゼ症候群、慢性消耗性疾患、慢性糸球体腎炎、消化器癌、白血病、悪性リンパ腫、再生不良性貧血、多発性骨髄腫、高齢者、膠原病など

23 Ⅴ 知っておくべき臨床検査値
SGA、MNA®

基準値

① SGA（C、D は NST の対象）
　A：栄養状態良好 栄養学的に問題なし
　B：軽度の栄養不良
　C：中等度の栄養不良
　D：高度の栄養不良

② MNA®

6 個の予診項目（14 ポイント）と 12 個の問診項目（16 ポイント）とからなり、予診の段階で 12 ポイント以上であれば、栄養障害なしと判断し、それ以上の詳細な問診には進まない。11 ポイント以下の場合には、栄養障害の疑いありとしてさらに詳細な 12 項目の問診を行う。

合計 30 ポイント中、23.5 ポイント以上あれば、現時点での栄養障害の可能性はないものとして栄養療法の対象とはしない。17 〜 23.5 ポイントは、栄養障害の危険ありとして full assessment を行うか、厳重な経過観察を行う必要がある。17 ポイント未満はすでに栄養障害ありと診断され、直ちに何らかの栄養療法が必要となる。

検査の概要・意義

2000 年代に入り、急速に NST（nutrition support team：栄養サポートチーム）が普及してきた。病院を中心に栄養障害への対策が進んでいる。この背景として、栄養障害、例えば栄養不良な状態が継続すると免疫能が低下して易感染状態となり、その結果、創傷治癒の遅れ（褥瘡の発生・悪化を含む）、術後合併症の増加、ADL や QOL の低下が起こり、結果的に在院日数や死亡率、治療費も増加することが明らかになったことがある。

現在までに多くの栄養評価法が開発され、ODA：(objective data assessment)、SGA（subjective global assessment）、MNA®（mini nutritional assessment）、MUST（malnutrition universal screening tool）、MST（malnutrition screening tool）、NRS-2002（nutritional risk screening 2002）など代表的なものがあるが、「global standard」が存在しないのが現実である。

わが国で最も多く使用されているツールは SGA であると思われる。評価項目は、①体重変化 ②食物摂取の変化 ③消化器症状 ④身体機能 ⑤疾患と栄養必要量の関係

⑥栄養状態を評価するための身体計測の6つである。基本的に問診と身体理学所見からの評価で、特別な検査や器機を使用しない。

また、簡易栄養状態評価（MNA®：mini nutritional assessment）は、1997年に出版され、その当時は、身体計測、総合評価、食事評価、自己評価の4つのドメインから構成されていた。なお、設問、点数は現在のものと同一である。その後、改訂が行われ、設問の順序を変更し、スクリーニング（MNA®-SF）とアセスメントの2ステップ法となった。最新版では、MNA®-SF（一般的にこれをMNA®という）は6項目による検証が行われ、より簡便で実用的となった。また、BMIが測定できない場合は、ふくらはぎの周囲長（CC）で評価を行うことができる。本評価法は問診表を主体とする。

《高齢者の場合》

　高齢者の栄養不良は蛋白不足が多く、生体修復再生機能の停滞や代謝酵素活性の低下が伴う。したがって病気に罹患しやすく、褥瘡などの創傷も治癒遅延し、抵抗力の低下による誤嚥性肺炎などの感染症も増加する。低栄養はサルコペニア（筋減弱症）やフレイル（虚弱）などの概念を考える際の大きな原因であり、その評価方法は簡単でかつ定期的にできるものが有用であると考えられる。

異常で疑う疾患・病態等

　低栄養、栄養障害

24 尿素窒素（UN、BUN）

V 知っておくべき臨床検査値

基準値
8〜20 mg/dL　ウレアーゼ-GLDH

検査の概要・意義
　尿素窒素（UN）は、蛋白の終末代謝産物である尿素を構成する窒素量を定量したものである。通常血清を検体とするが、慣用的に血中尿素窒素（BUN）といわれる。
　BUN は、古くから一般的な腎機能の指標として用いられるが、腎以外の因子も大きく影響するので BUN のみで腎機能を評価するのは危険である。腎外性因子として、高蛋白食や組織蛋白の異化亢進、再吸収率の変化などがある。Cr との比率（BUN/Cr 比、基準値約 10）が腎外性因子の影響や病態の推定に役立つ。

> 《高齢者の場合》
> 　BUN は加齢とともに増加傾向を示す。高齢者においては、血清クレアチニンが実際の腎機能よりも低くなることが多く、腎機能の評価に利用できないため BUN が増加している場合には、潜在性の腎皮質機能低下を疑う。

異常で疑う疾患・病態等
高値▶腎機能障害、腎炎、腎不全、尿路閉塞、脱水症、心不全、高蛋白食、消化管出血、絶食、甲状腺機能亢進症など
低値▶低蛋白食、多尿、肝不全、肝硬変、劇症肝炎など

25 クレアチニン（Cr）

V 知っておくべき臨床検査値

基準値

男性：0.6 〜 1.0 mg/dL
女性：0.4 〜 0.8 mg/dL
酵素法

検査の概要・意義

　クレアチニン（Cr）とは体内でエネルギーとして消費された蛋白の老廃物であり、血清濃度が比較的安定しており、糸球体で濾過され尿細管では再吸収されず、代謝されないため、そのすべてが尿中に排泄されることになる。そのため、内因性クレアチニンクリアランス（Ccr）は、糸球体濾過値（GFR）に近似する簡便な糸球体機能検査として臨床的に使用される。しかし、尿中 Cr の 10 〜 15％は尿細管から分泌され、GFR の低下に伴いその量が増加するため、イヌリンクリアランス（Cin）で測定した真の GFR より高値を示す。ヒトの腎には各 100 万個のネフロンが存在し、Ccr の低下は機能しているネフロン数の減少を意味しているが、腎機能には予備能があるため、通常ネフロン数が 50％以下まで減少しないと Ccr の低下はみられない。

> 《高齢者の場合》
> 　高齢者の薬物動態の特徴として、初回通過効果の低下、分布の上昇、半減期の延長、排泄能の低下が一般的に挙げられるが、Ccr は薬物の排泄能の評価に用いられる。著しい低下を認めた場合は、薬物の投与量に注意し、減量などを考慮する必要がある。

異常で疑う疾患・病態等

高値 ▶ 腎不全、糸球体腎炎、尿路閉塞、心不全、ショック、脱水症、先端巨大症、下垂体性巨人症など

低値 ▶ 尿崩症、長期臥床、筋ジストロフィー、多発性筋炎、筋萎縮性側索硬化症、甲状腺疾患など

26 総ビリルビン

V 知っておくべき臨床検査値

基準値
0.3 〜 1.2 mg/dL　酵素法

検査の概要・意義
　ビリルビンとは、老廃赤血球が破壊されるときにヘモグロビンから生成される黄色い色素で、黄疸症状の原因となる。ビリルビンは血液で肝臓に運搬され、グルクロン酸抱合を受け、胆汁中へ放出される。肝臓で抱合される前のビリルビンを間接ビリルビン、抱合された後のビリルビンを直接ビリルビンといい、合わせて総ビリルビンと呼ぶ。健常時、総ビリルビンは血液中にごくわずかしか存在しない。肝障害により胆汁うっ滞が生じると、胆汁中の直接ビリルビンが血液中に漏れ出し、高値を示す。間接ビリルビンは、通常より過剰に赤血球が破壊されると濃度が上昇し、総ビリルビン値に影響を及ぼす。また、生まれつき抱合する酵素グルクロニルトランスフェラーゼが少なく、間接ビリルビンが高値を示す遺伝性疾患もある。

《高齢者の場合》
　基準値の明らかな変化はみられないが、肝機能障害がある場合には高値となりやすい。

異常で疑う疾患・病態等
高値▶急性・慢性肝炎、肝硬変、劇症肝炎、肝癌、脂肪肝、伝染性単核症、胆管結石、胆嚢・胆管癌、膵頭部癌、悪性貧血、再生不良性貧血、鉄欠乏性貧血、骨髄性白血病、原発性シャント高ビリルビン血症、Crigler-Najjar 症候群、Gilbert 症候群など

27 PT（プロトロンビン時間）

Ⅴ 知っておくべき臨床検査値

基準値

PT：10〜13秒
PT-INR：0.8〜1.2

検査の概要・意義

　止血機構は最終的にはフィブリン形成に至る反応であるが、経路の違いにより内因系と外因系の2つに分けられる。PTは被検血漿にCa^{2+}と組織トロンボプラスチン（第Ⅲ因子）を加えて、フィブリンが析出するまでの時間である。つまり、血管外に存在する第Ⅲ因子に由来する外因系凝固反応を反映する。血管が損傷して出血が起こると、第Ⅲ因子が血液中に入り、第Ⅶ因子と結合して活性化する。活性化した第Ⅶ因子はCa^{2+}とリン脂質の存在下で直接、第Ⅹ因子を活性化する。活性化した第Ⅹ因子は、プロトロンビン（第Ⅱ因子）に働いて活性化しトロンビンとなる。トロンビンは血漿中に大量に存在するフィブリノゲン（第Ⅰ因子）に作用して、不安定フィブリンを生成する。APTTと合わせて異常な凝固因子の特定が可能になる。

PT-INR

　PTのバラツキおよび施設間差をなくす目的でINR（International Normalized Ratio）が使用されている。PT試薬の力価をヒト脳由来組織トロンボプラスチンを基準にして感度表示（International Sensitivity Index；ISI）を行い、さらにPT比（患者血漿PT／正常対照血漿PT）のISI累乗をINRとして表示する。

《高齢者の場合》
　PT-INRはワーファリン®のコントロールに用いられ、70歳以上では1.6〜2.6、70歳未満では2.0〜3.0になるように用量を調整されている。
　近年、ワーファリン®に代わる抗凝固薬としてダビガトラン（プラザキサ®）、リバーロキサバン（イグザレルト®）、アピキサバン（エリキュース®）、エドキサバン（リクシアナ®）等が多く用いられるようになった。半減期の短さや食事制限がないことなどが利点であるが、PT-INRに反映されないため、観血的処置を行う際のリスク評価が難しい。

異常で疑う疾患・病態等

　急性肝炎、劇症肝炎、肝硬変、閉塞性黄疸、心不全、悪性腫瘍、ビタミンK欠乏症、プロトロンビン欠乏症、播種性血管内凝固症候群（DIC）、ワーファリン®投与など

28 唾液量検査

V 知っておくべき臨床検査値

基準値

安静時唾液量（無刺激唾液）：15 分で 1.5 mL 以上
ガムテスト：10 分で 10 mL 以上
サクソンテスト：2 分で 2 g 以上

検査の概要・意義

　口腔乾燥症は、う蝕の発生、感染症への罹患、誤嚥性肺炎の発生など、さまざまな障害をもたらし、患者の QOL を著しく低下させる。唾液腺は加齢とともに線維化、脂肪変性をきたし、腺房細胞が萎縮することにより唾液分泌量が減少する。唾液量の計測は、口腔乾燥の程度を把握するのに有効な検査法である。

　安静時唾液量は、咀嚼をせずに口腔内にたまった唾液をコップなどに取り、15 分間の計測を行い、その量を計測する方法である。

　ガムテストは、ガムを噛むことにより唾液分泌に刺激を与え、その分泌量を計測する方法である。試験前に水でよく洗口し、ガムを 10 分間噛み、その間に分泌される唾液量を容器に採取する。

　サクソンテストは、口腔内にガーゼを含めて噛んでもらい、2 分間の咀嚼運動後、ガーゼに吸収した唾液重量を計測する方法である。測定する前に容器とガーゼの重量を測定し、ガーゼを噛む速度は一定に保つようにする（120 回/2 分）。

異常で疑う疾患・病態等

陰性▶糖尿病、腎疾患、貧血、脱水、シェーグレン症候群、サルコイドーシス、ストレス、抑うつ、放射線照射後、唾液腺腫瘍、唾液腺炎

29 細菌検査

Ⅴ 知っておくべき臨床検査値

基準値

陰性

検査の概要・意義

　検体は症状により、採取場所や材料はさまざまなものが対象となる。尿路感染のときは尿、下痢のときは便、その他に痰や唾液、膿なども検体となる。口腔粘膜疾患においては病変部粘膜より綿棒などで唾液を擦過するように採取することが多い。

　採取された検体は、スライドガラスに塗布し顕微鏡で観察される。細菌や真菌、白血球に取り込まれた細菌などを視覚的に観察される。顕微鏡で検出された細菌や真菌は培地に塗布され培養しコロニーの形成をする。増殖した細菌を使用して、細菌同定検査や薬剤感受性試験などを行う。穿刺液は、本来健常者では無菌的な状態にあり、細菌あるいは真菌などが検出される場合には病原菌として推定される。胸水が水様黄色で、pH7.30以下のときは結核性胸膜炎であることが多く、透明～軽度の混濁を示した脳性の滲出液である場合は、Staphylococcus aureus, Streptococcus pneumoniae, Klebsiella pneumoniae, Escherichia coli, Pseudomonas aeruginosa, 嫌気性菌などによる感染が考えられる。また、真菌、特にAspergillus感染では膿性胸水の貯留をみることがある。Actinomycesによる膿胸では膿中に硫黄顆粒(sulfur granule)がみられる。腹水からは、Bacteroides fragilis group, Escherichia coli, Enterococcus faecalis, Pseudomonas aeruginosa, Klebsiella pneumoniaeなどが分離同定される頻度が高いが、抗酸菌はほとんど検出されない。

《高齢者の場合》
　高齢における口腔粘膜疾患では、まずC. albicansをスクリーニングするべきである。C. albicansは増殖と酵母から菌糸に変態することで組織を障害し、口腔カンジダ症を引き起こすことが知られている。もともと日和見感染ではあるが、高齢者においては約60%が保有しているとの報告が多く、特に義歯装着患者では口腔カンジダ症による粘膜炎を起こしていることが多い。真菌の中でもC. albicansは菌糸形態になるため、口腔内細菌のバイオフィルム形成の足場となることが指摘されており、要介護高齢者の口腔ケアに取り組む際は、C. albicansの保菌を確認し、白苔などの所見があれば抗真菌薬の使用が推奨される。

異常で疑う疾患・病態等

細菌感染、真菌感染など

30 Ⅴ 知っておくべき臨床検査値
HBs抗原・HBs抗体

基準値

HBs抗原陰性またはHBs抗体陽性
すべて陰性

検査の概要・意義

　HBs抗原・HBs抗体は、B型肝炎ウイルス（HBV）感染の有無を知るためのスクリーニング検査である。B型肝炎は、ウイルス性肝炎の中で、劇症化する急性肝炎が最も多い。慢性肝炎は、肝硬変から肝癌に移行する可能性がある。HBs抗原陽性は、HBウイルス感染状態を示し、HBs抗体陽性は、HBウイルス感染の既往、ワクチンによる能動免疫獲得を示す。他の関連マーカーの臨床的意義を以下に示す。

- HBc抗体-低抗体価：既往のHBウイルス感染状態。
- HBc抗体-高抗体価：HBウイルス感染状態。
- HBe抗原：HBウイルスの盛んな増殖と強い感染性。
- HBe抗体：HBウイルスの増殖が少なく、弱い感染性。
- HBV-DNA：血中HBV量を示す。抗ウイルス効果の指標。

異常で疑う疾患・病態等

HBs抗原陽性＋HBs抗体陰性 ▶ B型肝炎キャリア

31 Ⅴ 知っておくべき臨床検査値
HCV抗体

基準値

陰性
HVC-RNA 定量　検出されず

検査の概要・意義

　HCV 抗体は、C 型肝炎ウイルス（HCV）感染の有無を知るためのスクリーニング検査である。C 型肝炎は約 40％が治癒し、残りの 60％がキャリア化し慢性肝炎に移行する。血中 HCV 量は、RT-PCR 法で HCV-RNA を測定する。治癒する例では HCV-RNA は比較的早期に消失するが、その傾向が認められないものはキャリア化すると予測できる。HCV 抗体検査には、使用抗原系により Core 抗体検出、第一世代、第二世代、第三世代に分類される。第二、第三世代抗体検査の普及により、HCV 感染後早期に抗体検出が可能になった。ただし、HCV 感染後、抗体が陽性になるには 1～3ヶ月を要するため、抗体検査を行う時期については留意が必要である。

異常で疑う疾患・病態等
HCV 抗体陽性 ▶ C 型肝炎

これだけは外せない！
訪問歯科診療のポイント

VI

Ⅵ これだけは外せない！ 訪問歯科診療のポイント

1 ADLからの評価

1．ADL・IADLとは

　ADLとは、activities of daily livingの頭文字をとったもので、日本語としては日常生活動作と呼ばれるのが一般的であるが、日常基本動作、日常生活に最低限必要な基本的動作とも言われる。

　日本語訳の示すとおり、普通の日常生活に必要な基本的な活動を指し、起き上がる、座るなどの起居動作、歩く・車椅子の操作・階段の昇降などの移動動作、食事動作、排尿・排便の排泄動作、歯みがき・洗顔・整髪・ひげ剃などの整容動作、衣服・靴の着脱の更衣動作、入浴動作、コミュニケーション能力に分けられ、これらは、家庭における身の回りの動作（self care）を意味する。

　また、日常生活動作よりも複雑な電話、服薬管理、金銭管理、買物、家事、外出など高次な自立した日常生活能力を「手段的日常生活動作（IADL：instrumental activities of daily living）」という。IADLは、運動障害や感覚障害の影響を受けることは当然であるが、これら以外にも記憶、手順や物品の使用法などの高次脳機能障害の影響を受ける。訪問診療の対象者のように在宅生活を基本としている患者の評価は、ADLだけでは不足であり、IADLも重要な指標となる。

　IADLは、いわゆる機能障害を基礎としているにも係わらず、これとADL障害は必ずしも一致しない。それは、ADL能力が代償機能の訓練、義肢、装具、生活用具および住宅環境の工夫などによって改善できるからである。また、患者のモチベーションによっても異なる。

　ADLは、多職種との共有が重要であるが、違う方式・方法で評価されているため、共通指標で標準化することが望ましい。

2. ADL・IADL の目的

　本来、ADL や IADL はリハビリテーションにおける中心的な課題である。したがって、訪問診療を実施する過程やゴールの設定に際しては、つねに ADL を評価・記録する必要がある。また、これらの目的は①自立度と必要介護程度の把握、②アプローチすべき内容の認知、③治療計画の立案、④治療効果の判定、⑤予後予測、⑥他施設・他職種との情報交換などである。

3. ADL の指標と評価法

　ADL の指標や評価法は、多くの方法があり、最近では各疾患の障害特徴に合わせた病態の特異的尺度を用いた評価法も検討されている。
　ADL には実際に実生活で行っている行動（している ADL）と普段は行っていないが、やればできる行動（できる ADL）がある。この差が生じる原因には、物的・人的環境差、心理的問題がある。はじめに評価するのは、いわゆる「している ADL」である。この代表的なものには、Katz の自立指標と機能的自立度評価法がある。

1）Katz の自立指標

　障害をもつ高齢者の残存能力を評価するために用いられ、①入浴、②更衣、③トイレ、④移動、⑤排尿・排便自制、⑥食事の 6 つの領域の ADL に関して自立・介助との関係より、A から G までの 7 段階の自立指標という独自の総合判定を行う。これにその他として 1 項目追加した 8 段階で判定する場合もある。
　なお、近年、本法は入浴、更衣、移乗、食事の 4 項目に簡略したものが使用される場合もある。

　A：6 項目全てが自立している
　B：1 項目のみ自立できない

C：①入浴と他の1項目のみ自立できない
D：①入浴、②更衣と他の1項目のみ自立できない
E：①入浴、②更衣、③トイレと他の1項目のみ自立できない
F：⑤排尿・排便自制、⑥食事のいずれか一方のみ自立できている
G：全ての項目が自立できていない
その他：2項目以上自立できておらず、C～Fのいずれにも当てはまらないもの

2）機能的自立度評価法 （FIM：Functional Independence Measure）

　食事や移動などの運動ADL13項目と認知ADL5項目から構成され、特に介護負担度の評価が可能であり、リハビリテーションの分野などでも広く活用されている。ADL評価法の中で最も信頼性と妥当性があるとされ、事実上の世界標準となっている。運動項目については、セルフケア・排泄コントロール・移乗・移動の4つに大別され、セルフケアの状態（食事動作、整容動作、清拭・入浴動作、更衣、トイレ動作）、排泄の状態、移乗動作の状況（ベッド・椅子・車椅子移乗、トイレ移乗、浴槽移乗）、移動動作の状況（歩行・車椅子、階段）の13項目について各々7点満点で評価する。認知項目は、コミュニケーションと社会的認知に大別され、コミュニケーションの状況（理解と表出）、社会的認知の状況（社会的交流、問題解決、記憶）の5項目について各々7点満点で評価する（P134 資料1）。

4．IADLの指標と評価法

　IADLの指標は、LawtonとBrodyによる尺度、Fillenbaumの尺度が有名であるが、わが国では、IADLの他に知的能動性、社会的役割などの高次の評価を行うことを目的として開発された老研式活動能力指標（P135 資料2）がよく使われる。

5．ADL からの評価

　訪問歯科診療の対象となる寝たきり患者や後期高齢者のほとんどは、ADL低下によっておきる生活不活発病（廃用症候群）である。その原因は、全身疾患の病態管理のための長期臥床継続、精神症状としての不活発、習慣的活動制限、重度麻痺や関節硬直、感覚障害などである。また、これらにより二次的に生じる筋力低下、筋萎縮、これによる心拍出量の低下、関節拘縮、骨粗鬆症、尿路結石、静脈血栓症、起立性低血圧、便秘、食欲低下、低栄養、免疫低下、易感染性、心理退行なども知っておく必要がある。しかし、生活不活発病では、口腔機能の改善でADLが改善することは周知の通りであるから、これらの評価は初診時のみならず、継続的に患者家族や介護者と共有する必要がある。

　訪問歯科診療の対象患者の概ね6割は認知症であり、既往の全身疾患としては脳血管障害が最も多いが、これに至る背景には高血圧症、糖尿病、心房細動など複数の疾患を有するため、これらの疾患の理解も必要となる。

　認知症の進行に伴う運動障害による咀嚼障害や嚥下障害が顕著で、食事も自立していない場合は、摂食・嚥下支援を行うことになる。しかし、この施術中に、誤嚥による窒息や誤嚥性肺炎、また、治療中の嘔吐による窒息などが報告されていることに注意しなければならない。

　したがって、ADLの評価のうち、食事に関する情報は、特に訪問中の事故防止の観点からも重要な情報であることを理解する必要がある。

ADL からの評価

■資料1　FIM 評価表（機能的自立度評価法）

項目			点　数
運動項目	セルフケア	食事	
		整容	
		清拭	
		更衣（上半身）	
		更衣（下半身）	
		トイレ動作	
	排泄コントロール	排尿	
		排便	
	移乗	ベッド・椅子・車椅子	
		トイレ	
		浴槽	
	移動	車椅子・歩行	
		階段	
認知項目	コミュニケーション	理解	
		表出	
	社会的認知	社会的交流	
		問題解決	
		記憶	
合　計			/126

点	採点基準
7	完全自立（時間、安全性含めて）
6	修正自立（補助具使用）
部分介助	
5	監視
4	最小介助（患者自身で75％以上）
3	中等度介助（50％以上）
完全介助	
2	最大介助（25％以上）
1	全介助（25％未満）

■資料2　手段的日常生活活動作能力検査（老研式活動能力指標）

	項目	配点 1	配点 0	評価
1	バスや電車を使って1人で外出ができますか	はい	いいえ	手段的ADL
2	日用品の買い物ができますか	はい	いいえ	手段的ADL
3	自分で食事の用意ができますか	はい	いいえ	手段的ADL
4	請求書の支払いができますか	はい	いいえ	手段的ADL
5	銀行預金、郵便貯金の出し入れが自分でできますか	はい	いいえ	手段的ADL
6	年金などの書類が書けますか	はい	いいえ	知的ADL
7	新聞などを読んでいますか	はい	いいえ	知的ADL
8	本や雑誌を読んでいますか	はい	いいえ	知的ADL
9	健康についての記事や番組に関心がありますか	はい	いいえ	知的ADL
10	友達の家を訪ねることがありますか	はい	いいえ	社会的ADL
11	家族や友達の相談に乗ることがありますか	はい	いいえ	社会的ADL
12	病人を見舞うことができますか	はい	いいえ	社会的ADL
13	若い人に自分から話しかけることがありますか	はい	いいえ	社会的ADL

注）手段的ADLスコア（5点満点）、知的ADLスコア（4点満点）、社会的ADLスコア（4点満点）で、それぞれのADLを評価。
総計を高次ADLスコアとする。
カットオフ値なし。

古谷野 亘他：地域老人における活動能力の測定－老研式活動能力指標の開発
日公衛誌 1987;34:109-114

2 体位

Ⅵ これだけは外せない！ 訪問歯科診療のポイント

口腔ケア時の体位の注意点

　訪問歯科診療では、患者の安全・安楽な体位の確保が必須になる。それは術者側も同様で、積極的に取り組んでいる先生から「腰痛や肩こりが強くなった」とたびたび聞くが、歯科医師・歯科衛生士の不自然な診療姿勢は、体に大きな負担になる。負担軽減を考慮した位置・姿勢・動線は、効率的な診療を行うための重要なポイントになる。

　体位の確保は、患者の加齢による生理的機能の低下、全身状態に鑑みながら、体幹と頭部の固定が適切になるよう姿勢調節をする。事前にADL、障害高齢者の日常生活自立度（寝たきり度）、認知症高齢者の日常生活自立度などの情報を収集し、どのような姿勢が可能かを想定しておくことも大切になる。初診時には、食事時はどのような姿勢か、患者と術者が安全・安楽な姿勢か、定めた姿勢で診療時間に耐えられるか、緊急時（不随意運動、反射など）の対策ができているか、などを確認し診療姿勢を決定する。

　また、ベッド⇄車椅子・椅子移乗の知識と技術の修得も必要になる。特に、円背患者の背もたれ部確保については十分考慮していただきたい。

1. 座位・車椅子

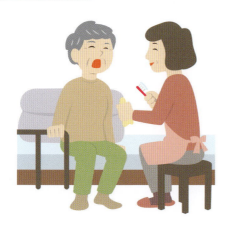
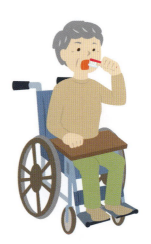

座位とは、上半身を90度起こし、舌背は床とほぼ平行で、股関節、膝関節の角度を90度にし床（車いすではフットサポート）に足裏がついた状態である。頭部固定は後屈にならないようにし、専用のヘッドサポート、体位補助装置、手で支えるなどで対応する。この姿勢は、車椅子・リクライニング車椅子の場合も同様である。その際、車椅子に深く腰を掛けているか、衣服が滑りやすい素材ではないか、同一姿勢の保持時間と診療時間などを考慮する。車椅子を理解するには、動線・移動・レッグサポートの下肢確保などを術者が体感することにより安全・安楽な対応が可能になる。

2. ギャッジベッド上の座位

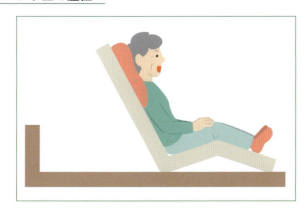

　介護現場では、必要に応じて姿勢を変えることができるギャッジベッド（電動式が一般的であるが手動式もある）が使用されている。歯科のキュア・ケアのため、横からの処置、頭部固定、患者の開口、処置時間、家族や介護者からの情報、患者と術者の目線などを考慮し安全・安楽な体位を決定する。
　体幹保持が不安定の場合は、術者が仰ぎ見る姿勢になりがちなので注意が必要になる。処置前・中は、頻繁に声がけをし、無理な体位ではないかを確認する。処置後は、患者の状態を確認するため、すぐにベッドを倒さないように心がける。

3. ファウラー位とセミファウラー位（半座位）

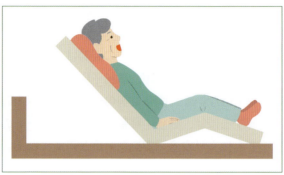

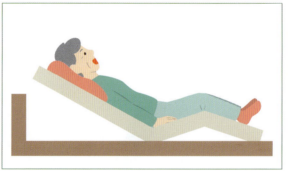

　ファウラー位は上半身を45度（30度~60度）、セミファウラー位は上半身を15度~30度起こした状態である。頭部は枕などで少し前屈させ、下肢部は体幹の滑り防止と安定を図るため、膝が少し曲がるぐらいに調整する。嚥下・呼吸・喀出などが容易になる好ましい体位である。角度は厳密に考えず、患者の状態から安全・安楽な体位を決定する。

4. 側臥位

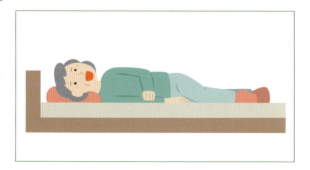

　側臥位は、体幹の接地面積が少なく、不安定になりがちなことに注意する。安定保持のために、上肢は上の前腕を前方に、腰は引きぎみにし、下肢は上が重ならないよう前方にする。三角枕などを応用するのもよい。片麻痺の患者は、必ず健側が下に、麻痺側は上になるようにする。頭部は、後屈にならないように注意しながら枕などで固定する。

5. 仰臥位

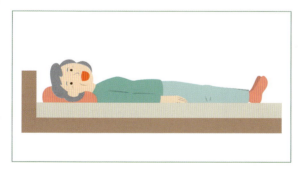

　仰臥位は、歯科診療ユニットでの治療体位（水平位）に近い状態である。ベッド上では、キュア・ケアは困難である。頭部を横にする、または枕の高さを低くするなど、可能な限り誤飲・誤嚥防止に心がけることが重要である。

3 摂食・嚥下

Ⅵ これだけは外せない！ 訪問歯科診療のポイント

1. 摂食・嚥下の過程

　従来は、「飲み込むこと（嚥下）」という概念のもと、口腔内から食道までの移動を示した「口腔期」「咽頭期」「食道期」の3期モデルに分けられていた。しかし、現在では、食べ物を認知し、口に取り込み、咀嚼に至るまでの前段階も嚥下に大きく影響していることが分かっており、"食事行動"として障害を捉える「摂食・嚥下」という考え方が定着している。

　この「摂食・嚥下」における一連の過程は、5期モデルとして、①［先行期］②［準備期］③［口腔期］④［咽頭期］⑤［食道期］に分けられている。この過程のいずれか、あるいは複数に問題のある状態が「摂食・嚥下障害」である。

　摂食・嚥下障害の原因として一番多いのは、脳血管障害によるものであるが、高齢者においては、加齢による筋力の低下、多剤服用による副作用、歯の喪失、認知機能低下等によって容易に摂食・嚥下障害を起こしやすくなっている。

【摂食・嚥下の5期モデル】

①先行期（認知期）

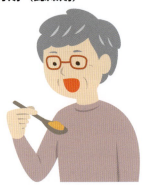

食物の性状や量を確認し、摂取の方法を決定する時期。また、同時に手や食具を用いて口まで運ぶ動作も含まれている。一定の認知機能と十分な覚醒状態が必要となる。食事に介助が必要な人の場合には、これらの動作を介助者が決定・実行するため、介助者側の配慮も重要になる。

②準備期（咀嚼期）

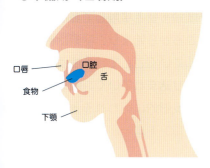

　食塊を形成するため、口腔に取り込んだ食物を咀嚼する時期。口唇と下顎運動により食物を捕食し、食塊にするために粉砕が必要な場合、舌によって食物を臼歯部に運び、粉砕する作業を繰り返し、唾液と混ぜることで嚥下の準備を行う。舌や頬、口唇の動きとの協調がなければ咀嚼を行うことができない。

③口腔期

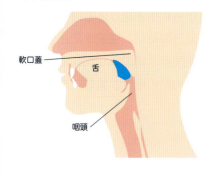

　嚥下可能となった食塊を咽頭に送り込む時期。嚥下に適した形態に加工された食塊を、舌背上に保持した後、舌が口蓋に沿って後方へと順に接触していくことで食塊が絞り込まれ、口峡部を越えて咽頭へと送り込まれる。口腔癌や舌機能が低下した患者では口腔期に障害が起きやすくなるが、義歯やPAP（舌接触補助床）を装着することで舌機能を補助し、送り込みを円滑にすることが可能となる。

④咽頭期

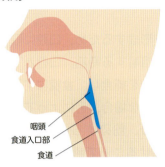

咽頭
食道入口部
食道

食塊を咽頭から食道に送り込む時期。軟口蓋が咽頭後壁と接触して鼻咽腔を閉鎖するところから始まり、咽頭括約筋が順次収縮していくことで、食塊は食道入口部へと送り込まれていく。咽頭期以降は、すべて反射的に行われる運動で、自分の意思でコントロールすることはできなくなる。

⑤食道期

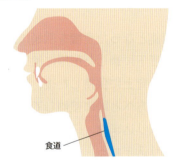

食道

食道期は重力と蠕動運動によって、食塊を食道から胃へと送り込む時期。食道の蠕動運動と同時に、逆流を防止するために輪状咽頭筋と胃の入り口にある食道胃境界部括約筋の働きが重要になる。

プロセスモデル

臨床的に摂食・嚥下機能を理解するにあたっては、5期モデルでの「①先行期→②準備期→③口腔期→④咽頭期→⑤食道期」といった区分された断続的過程ではないことに注意する必要がある。咀嚼を伴う固形物の嚥下の場合、食物は咀嚼中でも舌により能動的に中咽頭まで送り込みが開始されており、咽頭内で食塊形成が生じている。この事は、嚥下造影検査の所見によって知られている。嚥下反射が起こる前に、咽頭内に食塊が存在することを通常とするこの現象は、咀嚼運動に伴っていることから、これを概念としたものをプロセス（Processing：加工・咀嚼）モデルと呼ばれている。この概念は「食べること」と「飲み込むこと」の違いを説明するための重要な考え方となっている。

プロセスモデルは「① Stage I transport（第1期移送）、②咀嚼（Process）、③ Stage II transport（第2期移送）、④咽頭嚥下（Pharyngeal swallow）、⑤多性質（Multitextured）食物の摂食」の各期によって解説されている。

固形物の咀嚼嚥下におけるプロセスモデル

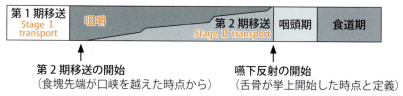

第2期移送の開始
（食塊先端が口峡を越えた時点から）

嚥下反射の開始
（舌骨が挙上開始した時点と定義）

◎咀嚼を伴う食物を食べる場合、咀嚼された食物は Stage II transport によって中咽頭に運ばれ、そこで食塊が形成される。すなわち、嚥下反射が起こる直前では、口腔と咽頭の両方に食物が存在しており、そのことは5期モデルで説明することが難しく、プロセスモデルの概念が必要になった。

2. VE（嚥下内視鏡検査）、VF（嚥下造影検査）

　摂食・嚥下障害に対する代表的な検査には、嚥下内視鏡検査（以下：VE）と嚥下造影検査（以下：VF）があり、摂食・嚥下機能検査のゴールドスタンダードとされている。

　VEは、鼻腔からファイバースコープを挿入し、咽頭や喉頭の形態・機能を直接的に観察することができる。咽頭期の機能異常の診断、器質的異常の評価、リハビリテーション手技の効果確認などがその目的である。鼻腔の違和感や、咽頭期の観察が中心になるといった欠点はあるが、通常の食品を用いてベッドサイドで施行することができ、スクリーニングから訓練の前後、経過観察においても随時施行することができるため、検査の適応範囲は非常に広い。

　VFは、エックス線透視装置を使用し、口腔から胃に至るまでの嚥下の全過程を観察することができる。放射線被ばくや造影剤含有の食品を検査食としなければならないなどの制約はあるが、解剖学的な異常や機能だけでなく検査食の動態も一連の流れとして摂食・嚥下を評価することができる。

　上記の両検査ともに高い精度で咽頭残留や喉頭侵入を検出できるため、患者の状況に応じて可能な検査を選択することが必要である。

摂食・嚥下

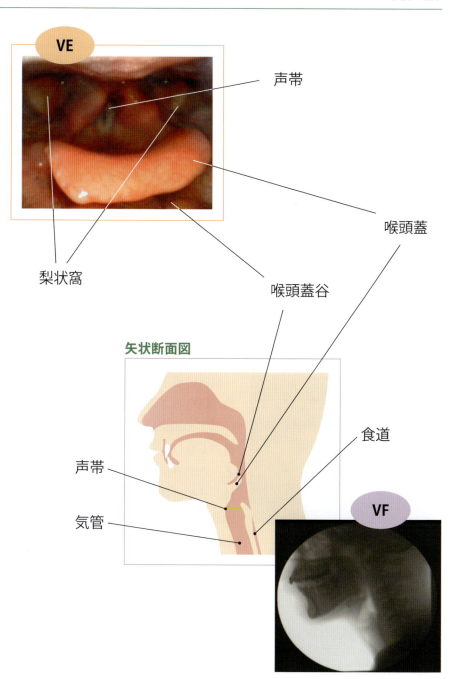

VE／健常者

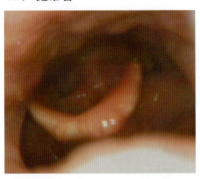

左の写真は、嚥下終了時を示している。食塊の残留は認められず、食塊は食道へと送られていると考えられる。しかし、このような場合でも誤嚥や喉頭侵入の検出には注意を要する。少量の誤嚥物が下気道まで入った場合には、見落とす危険性が高い。誤嚥のリスクのある患者には必ず咳や咳払いをしてもらい、気道からの喀出やその痕跡がないかを確認する。

VE／障害者

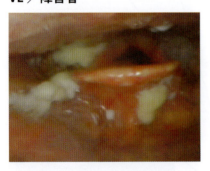

食物の嚥下時、口腔から喉頭蓋谷へ食塊が送られてくる様子が観察できる。

嚥下の瞬間は咽頭が閉鎖されるため、真白くなり、何も見えなくなる瞬間がある。この時間はおよそ 0.5 秒。左の写真は、その直後を示したものであるが、喉頭蓋谷全体に食渣の残留が確認できる。咽頭収縮が不良である可能性があり、誤嚥のリスクが高いと考えられる。

VF／健常者

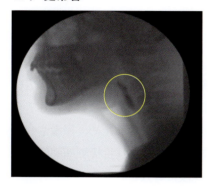

嚥下反射が起こると、喉頭が上前方に引き上げられ、喉頭蓋が翻転し、喉頭前庭が閉鎖する。左の写真では、喉頭に侵入することなく、嚥下反射が終息に向かっている。翻転した喉頭蓋は徐々に復位していく。嚥下反射後に、喉頭前庭に造影剤が貯留する場合には異常所見として検討を要する。

VF／障害者

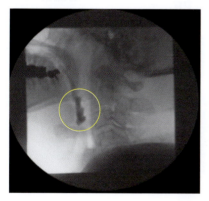

嚥下反射が遅延しており、舌と口蓋との接触が不十分であるほか、鼻咽腔閉鎖もされていないまま、食塊が喉頭に落ちている様子が確認できる。嚥下反射が適正に行われる前に食塊が落ちているため、誤嚥の危険性が非常に高いといえる。VF画像は一連の流れで繰り返し観察することで、運動の強弱、速度、タイミングを評価できるため、有効である。

3. 舌圧測定

　舌圧は、口に取り込んだ食物を、舌が口蓋前方部との間で押しつぶす力と定義されている。舌は、摂食・嚥下時に食塊を形成し、咽頭に送り込むための複雑な動きを担っており、この舌機能を評価するための舌圧測定は、口腔機能の評価法のひとつとして注目されている。

　近年、舌圧を簡便な方法により客観的な数値で評価することが可能な測定器が開発された（資料1）。舌圧測定を理解することは重要であり、幅広い分野で実施されると考えられる。また、口腔機能のスクリーニングとして多職種に対応でき、口腔機能訓練の評価としても使用できるため、患者や介護者へのフィードバックに適している。平成28年4月より舌接触補助床を装着した患者に対して舌圧測定による評価が保険に導入された。

■資料1

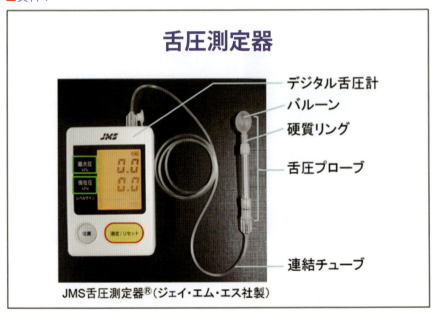

JMS舌圧測定器®（ジェイ・エム・エス社製）

舌圧の測定には、JMS 舌圧測定器®を使用する。この測定器は、約 250 g と軽量で持ち運びしやすい。そのためチェアサイドだけでなく、ベッドサイドなど訪問歯科診療での使用も可能である。舌圧プローブは、ディスポーザブルになっているため衛生的である。また、管理医療機器・クラスⅡとして承認を受けている。

　測定時は、患者に上下顎中切歯間で舌圧プローブの硬質リングを軽く挟んでもらい、口唇を閉じた状態でバルーンを約 7 秒間、口蓋前方部に向けて舌で押すよう指示する（資料 2、資料 3）。測定の際は、硬質リングを歯で噛みしめないように、口腔内を陰圧にしてバルーンを吸わないよう注意が必要である。前歯の欠損している場合は、硬質リング部を顎堤や口唇で支えてもよい。また、個人差はあるが、要介護度が「要介護 3」までの高齢者には舌圧測定が可能であることが明らかになっている。

■資料 2

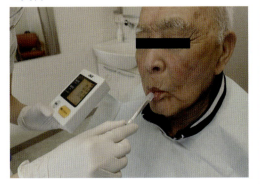

■資料 3

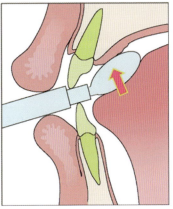

摂食・嚥下

　患者の舌圧値は、年代別に最大舌圧の標準値を研究した結果（資料4）や最大舌圧の目安（資料5）を参考に評価することができる。

　加齢とともに舌圧は低下し、きざみ食やミキサー食を食べている高齢者は、普通食の場合に比べて舌圧は低い傾向にある。摂食・嚥下機能が低下している場合は、舌圧が低いことが明らかになってきた。しかし、舌圧の数値のみで摂食・嚥下機能を評価することはできない。そのため、舌圧は摂食・嚥下機能や構音機能など、口腔機能の指標のひとつとして有用である。

■資料4

最大舌圧標準値（平均±標準偏差）[kPa]	
成人男性（20-59歳）	45±10
成人女性（20-59歳）	37±9
60歳代　（60-69歳）	38±9
70歳以上	32±9

■資料5

年代別最大舌圧の目安 [kPa]	
成人男性（20-59歳）	35〜
成人女性（20-59歳）	30〜
60歳代　（60-69歳）	30は欲しい
70歳以上	20は必要

摂食・嚥下

舌トレーニング用具「ペコぱんだ」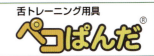

　低下した舌機能を向上させることを目的として、自主訓練用の舌トレーニング用具「ペコぱんだ」が開発された。ペコぱんだは、食べ物を飲み込むときに必要な舌の筋力強化や、十分な食事を摂るために必要な舌の持久力の強化を目的としたトレーニング時に使用することができる。

　ペコぱんだは、患者さんの状態に合わせて5種類の硬さ（SS：極めて軟らかめ、S：軟らかめ、MS：やや軟らかめ、M：普通、H：硬め）から選択することができる。トレーニングを継続することにより、ペコパンダの硬さを徐々に硬いものに変更し、舌機能の向上を図ることが可能である。

　また、トレーニング前後に舌圧を測定することで、数値としてトレーニングの成果を評価することも可能である。舌の機能が向上することで、摂食・嚥下機能が改善され、食生活の改善につながっていく。

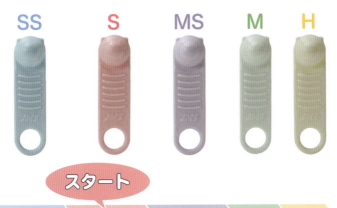

硬度は5種類あり、患者さんの状態に合わせて選択できます。

訪問歯科診療 6W1H

多・他職種との連携のポイント

多職種？　他職種？

　連携に関する文書や書籍では、「たしょくしゅ」に「多職種」や「他職種」の2つの記述があることにお気づきだと思う。

　違いは、明確である。「多職種連携」は、地域包括ケアなどのシステムや制度などで多くの職種が関与する、組織横断的なチームによる活動を指す。患者や要介護者などの医療・介護対象者側からみた場合、「多職種」と表現する。

　一方、「他職種連携」は、制度やシステムの中で、自分の職種以外の職種と連携することをいう。すなわち、自分目線での表現である。

　最近では、多職種連携とは、複数の専門職が協働し、患者や要介護者の期待や要望に応えていくことと解され、IPW（Interprofessional Work）と略される。また、他職種の役割や専門性、自分の職種の役割や責任を理解するための教育（多職種連携教育）をIPE（Interprofessional education）と呼んでいる。

　本章では、特に重要な主治医、ケアマネジャー、歯科衛生士、地域連携室との連携のポイントについて解説する。

藤井一維

VII

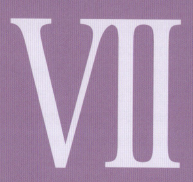

Ⅶ 多・他職種との連携のポイント
1 主治医との連携

1. 訪問歯科診療の必要性を認知してもらう

「口腔ケアが誤嚥性肺炎のリスクを軽減できる」ことは、歯科医療では当然の認識となっている。もちろん、このことを理解している医師も多く、歯科医師や歯科衛生士と共に積極的な口腔ケアに取り組んでいる施設も多い。しかし、訪問歯科診療において、医師と歯科医師の連携は十分とはいえない。まずは少しでも多くの医療従事者に、訪問歯科診療の必要性を認知してもらうことが必要になる。

2. スムーズな連携のために

歯科と同様に、主治医の多くは患者が在宅療養状態になってから担当になることが多い。本来であれば、主治医と歯科医師は、退院時カンファレンスや訪問先で顔合わせを行い、相互の治療方針を理解していることが望ましいが、時間的な都合等によって実現しにくいのが現状である。はじめは書面等を通して、「どのような結果を期待し、どのような治療・ケアを行うのか」といった方針（ゴール）を主治医に伝えることが連携の第一歩となる。例えば、歯周病治療、抜歯、う蝕処置、義歯新製で、経口摂取や口腔内環境の改善が期待できるケースであれば、家族やケアマネジャーに歯科治療と口腔ケアの必要性を説明し、その後、主治医にも治療方針を伝える。そのような連携を図ることで、対診時や緊急時の際に連絡が取りやすくなる。また、外科処置の術後に不安がある場合は、医師の訪問時間の直前に訪問歯科診療のスケジュールを入れるのもひとつの方法である。

　主治医に直接連絡が取りにくい場合は、居宅療養管理指導に療養の方針を記し、ケアマネジャーを介して伝えることも可能である。大切なのは、患者の全身状態を把握し、包括的な一口腔内の歯科診療を行うことである。気負うことなく、積極的に医科歯科連携に取り組むことが重要になる。

主治医との連携時は、6W1H のうち【When】【Why】【What】【How】が重要になる。

【When】いつするのか？
必要と感じた時はいつでも。行動することが大切。

【Why】必要性は？
- 安全に処置を行うためには医師の協力が不可欠。
- 医師の後押しがあれば訪問看護師も一緒になって口腔ケアを進めることも容易。

【What】何を伝えるのか？
どのような結果を期待し、どのような治療・ケアを行うのか伝える。

【How】どのように連携するのか？
- 退院時カンファレンス等や訪問歯科診療の現場で顔を合わす。
- 対診書だけではなく顔の見える関係を目指す。
- ケアマネジャーや居宅療養管理指導を活用する。

2 Ⅶ 多・他職種との連携のポイント
ケアマネジャーとの連携

1. ケアマネジャーの仕事

　要介護高齢者の訪問歯科診療を開始するにあたって、最も重要なキーパーソンはケアマネジャーである。介護支援専門員（ケアマネジャー）は、2000年4月より《「措置」から「契約」へ》というキャッチフレーズのもと開始された介護保険制度により誕生した公的資格である。要介護者や要支援者からの相談に応じ、その心身の状態に合った適切なサービスを利用できるよう、市町村や居宅サービス事業者などとの連絡調整を行う役割を担う。自立支援、尊厳の保持、安全・安楽を基本理念とし、個別のケアプラン（居宅介護サービス計画）を作成する。最初の面談では本人や家族の生活に対する意向を聞き取り、介護サービスを決めていく。ケアプラン原案を作成し、サービス調整を行った後、サービス担当者を集めてケアプランの内容を具体的に検討する「サービス担当者会議」を開く。このサービス担当者会議は、利用者の状態像の変化などによりケアプランを変更する際にも開かれる。

　訪問歯科診療を開始する際にも、介護サービスである「居宅療養管理指導」を算定するため、本来であればサービス担当者会議に出席し、ケアマネジャーに情報を提供することが望ましい。特に口腔管理で日常的口腔ケアに問題が生じている場合は、現場の担当者や事業所に直接相談ができるため、会議に出席する意義は大きいといえる。また、摂食・嚥下障害のリハビリテーションや誤嚥性肺炎の予防が早急に必要な場合などは、歯科側から必要な事業所を対象とした会議の開催をケアマネジャーに提案・依頼することも必要になるだろう。参加が難しい場合には、メールやFAXなどで情報提供を行うことになる。

　訪問歯科診療を行う際によくあるケースとして、訪問の予約が他のサービスと重なってしまうことがある。多くのサービスを受けている要介護者は、意外に多忙である。外来診療の合間を縫って訪問歯科診療を行おうとしても、

ホームヘルパーが入っていたり、デイサービスに行く日であったりと予約に制限が出てしまうことがある。申し込みがあった際には、まずケアマネジャーに連絡をし、歯科が介入する旨を伝え、ケアプランの情報を提供してもらうことで予約が容易になる。定期的に訪問歯科診療を行うことになれば、ケアプランに組み込んでもらうように頼むのも良いであろう。

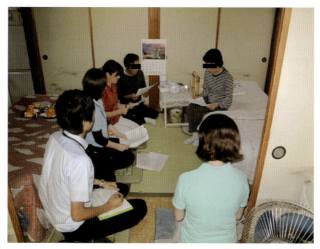

サービス担当者会議

2. 居宅要介護者における訪問歯科診療の流れ

　要介護者の歯科的需要はさまざまなところから発生する。家族が口臭を気にしたり、ホームヘルパーが歯磨きのときに歯の動揺を見つけたり、デイサービスの利用中に義歯の不適合を発見することもある。訪問歯科診療の申し込みは家族から受けることが多いが、介護サービスから上がってきた情報に

よってケアマネジャーが家族の同意を得た上で申し込みをしてくるケースも散見される。家族からは主訴の確認を中心に行い、その他の情報の聴取は担当のケアマネジャーに聞くことになる。

■資料1　訪問歯科診療の流れ

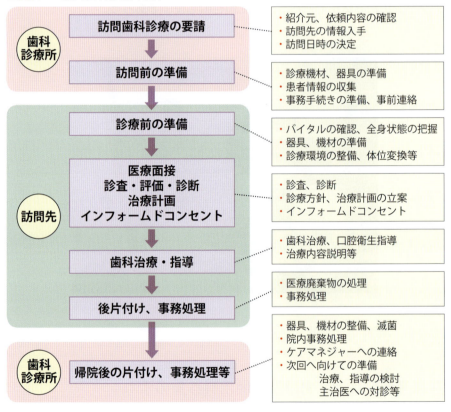

訪問にあたっては、患者基本情報、基礎疾患、介護サービスの状況などケアマネジャーから事前に情報提供してもらうことで、スムーズに訪問歯科診療に導入していくことが可能になる。他のサービスと重複しないように日程調整を行うが、独居の患者や精神的に不安定な患者などでは初回訪問だけは

同席してもらい、診察結果の申し送りや今後の方針において直接話し合いをもつと良いだろう。帰院後は、必要な情報をメールもしくはFAXなどでケアマネジャーに報告する。これは保険算定上の義務である。治療方針によってはサービスの追加や変更を依頼することも考えられるため、緊密な連絡が取れるようにしておくことが大切になる。

3. 要介護者における摂食・嚥下障害

　近年、訪問歯科診療で摂食・嚥下障害に対する依頼が増えつつある。摂食・嚥下障害は、加齢や脳血管障害、パーキンソン病などの神経筋疾患によって引き起こされ、食物を認識してから口に運んで、取り込み、咀嚼して飲み込むまでの障害である。主訴として、「むせることが多くなった」「飲み込みにくい」「食べるのに時間がかかる」などを訴えることが多い。摂食・嚥下障害は、栄養摂取量が減少することによる低栄養状態や、窒息、誤嚥性肺炎などを引き起こすため、要介護者においては早急に対応すべき障害となる。原因としては、嚥下に係る周囲筋の筋力低下や協調性の低下、嚥下反射の低下などさまざまな要因が関係しており、その対応も症例ごとに行う必要がある。そのために、まずは医師や歯科医師が機能の評価を行い、患者の機能に対応したリハビリテーションを計画する。

　目的は栄養確保と窒息事故防止、誤嚥性肺炎予防にあるといえる。これらを達成するためには、多くの職種やサービスを巻き込んで対応を考えていく必要がある。例えば、医師・歯科医師は原疾患のコントロールや歯科疾患の治療を行い、また摂食・嚥下機能を評価する。歯科衛生士は口の訓練や口腔のコンディション作りを担当する。言語聴覚士は嚥下訓練や喉のコンディションを整え、理学療法士は食事姿勢づくりや筋力の強化、作業療法士は食器具の調整、管理栄養士は栄養評価と食形態の調整、喉頭吸引などの医療ニー

ズが高い直接訓練が必要な場合は、訪問看護師に協力をお願いすることも考えられる。

このように多職種が連携して目標に向かうことで、効果的に対応を考えることができる。しかし、これらの職種やサービスを訪問先で連携することは容易なことではない。

では、どのようにアプローチしていけばよいのか。そこで相談するのがケアマネジャーになる。まずは、今利用しているサービスの中で何ができるのかを一緒に考えていく。利用者の立場や取り巻く環境を最も理解しているケアマネジャーに、優先順位の高いと思われることを伝え提案していくためにも、良い関係を築いておくことが大切になる。

■資料2　チームアプローチ

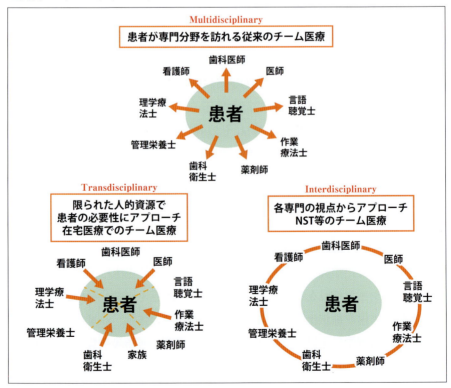

4. ケアマネジャーの現状

　ケアマネジャーは個々の利用者に対して個人的な深いところまで関わっていくため、ときにその生活を支える重大な責任を背負いがちになる。多くのプレッシャーをひとりで抱え込み悩んでしまう人も多い。特に、ひとつの事業所の中で、ひとりでケアマネジャーをしている場合、その傾向が強い。また、複数のサービス事業所との調整を行うため、連絡係のような状態になったり、苦情の窓口になってしまったりという話もよく聞く。

　介護支援専門員（ケアマネジャー）となる以前の基礎資格によっても知識や技能の専門性が異なるため、資格取得後も勉強を欠かさないケアマネジャーは多い。また、ケアマネジャー同士の勉強会はもちろんのこと、他職種が集まる講習会などにも頻繁に顔を出して、横のネットワークづくりも欠かさないのもサービスをスムーズに提供するために必要なことになる。

　訪問歯科診療をするにあたっては、そのようなケアマネジャーのことを理解することが必要である。利用者・患者の生活を一番に考え、日頃からケアマネジャーと顔と腕の見える関係を築いておくことは大切なことである。

3 歯科衛生士への指示（訪問歯科診療の現場から）

Ⅶ 多・他職種との連携のポイント

1. 口腔ケアの目的や注意点

　訪問歯科診療の現場では、多くの職種との連携が必要となる。その中でも、常に連携を密にして動くのは、歯科医師と歯科衛生士であろう。歯科衛生士の仕事は、診療の準備、専門的口腔ケア、口腔衛生指導、診療介助、書類の記載など数多くある。訪問歯科診療を行う歯科衛生士も、外来とは異なる環境や患者特性を理解しておく必要がある。また、口腔ケアの目的、注意点を理解して取り組む必要がある。

＜口腔ケアの目的＞
① う蝕、歯周病の予防
② 口臭の予防
③ 味覚の改善
④ 唾液分泌の促進
⑤ 誤嚥性肺炎の予防
⑥ 会話などのコミュニケーションの改善
⑦ 生活のリズムを整える
⑧ 口腔機能の維持・回復につながる

＜狭義の口腔ケア＞
　口腔疾患や気道感染、肺炎に対する予防を目的とし、口腔清掃、義歯の清掃、口腔保健指導を中心とする。

＜広義の口腔ケア＞
　口腔疾患および機能障害に対する予防、治療、リハビリテーションを目的とする歯科治療から機能訓練までを含む。

＜注意点＞
- 患者の状態を把握した上でケアを行う。
- 高齢者は全身や局所の抵抗性が減弱するため、感染に特に注意する。
- 嚥下反射の低下や、判断力・認識力の低下により、誤飲・誤嚥事故が生じやすい。口腔ケア実施時の患者の姿勢、吸引器の準備など安全対策をとる。
- 患者が自分でできる範囲は自力で行ってもらい、困難な部分は介助を行う。
- 介護者への指導は負担にならない範囲のものとする。

2. 口腔ケアの実施

口腔ケアの実施にあたり、以下の流れで口腔ケアプランの立案を行う。

＜口腔ケアプラン立案の流れ＞
① 課題解析（アセスメント）
② 問題領域の選定
③ 問題点（ニーズ）の把握
④ ケア目標の設定
⑤ ケア項目
⑥ だれが、いつ、どこで、どのように行うかを決定

　ADL（日常生活動作）、心身の状態、口腔の状態などのアセスメントを行い、問題点を抽出し、目標設定を行う。目標設定では、疾患や障害の程度、口腔清掃の自立度と巧緻性、理解度、意欲、介助環境、経済的条件なども考慮する。
　歯科医師と歯科衛生士は、これらの情報を共有してケアプランを作成し、

日常の口腔ケアの方法を指導するとともに専門的口腔ケアを行う。

　訪問口腔衛生指導を行う際、歯科衛生士は必ず歯科医師の指示のもとに行う。ただし、歯科医師の指示を受けた後、歯科衛生士が単独で訪問して行うことも可能である。この場合は、医療保険（訪問歯科衛生指導料）では「1ヶ月以内に歯科訪問診療料が算定されていること」とされており、1ヶ月以内に歯科医師が診察し指示を出している場合は、指示を受けた歯科衛生士（常勤・非常勤）が、単独で訪問歯科衛生指導を行うことを可としている。介護保険（歯科衛生士居宅療養管理指導料）においては、この期間を3ヶ月としている。いずれにしても、患者の状況に合わせて歯科医師が診療を行う必要があり、また、口腔内の異変を認めた際、歯科衛生士は速やかに歯科医師へ報告し、早めに診察を行う。

　口腔ケア実施の際は、口腔内の観察から行い、清掃状態を確認するとともに口腔内の異常にも注意を払う。意識障害のある患者が、クラウンの脱離などを気づかれずに放置され、精査すると誤飲していたという例もある。初診時に歯式と併せて口腔内写真を撮り、口腔内の状態を記録しておくことで、病状の変化や口腔内の異常があった際に正確な確認ができる。

〈訪問歯科診療に使用する主な器材・備品例〉

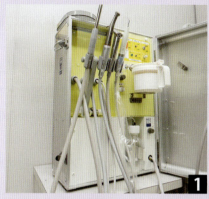
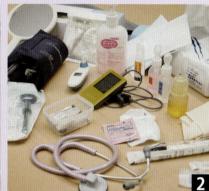
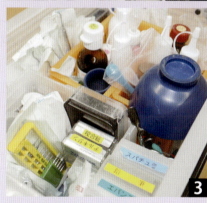
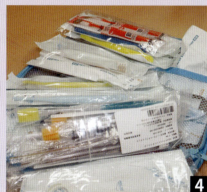

1 ポータブルユニット

2 訪問歯科用基本セット
（血圧計、パルスオキシメータ、洗浄針、スワブ（消毒用綿棒）など）

3 義歯調整セット
（技工用器具、フィットチェッカー、ティッシュコンディショナー、リベース材 など）

4 口腔ケア用品・薬剤セット
（舌クリーナー、歯間ブラシ、トゥースエッテ、口腔用ジェル、処方薬 など）

4 歯科衛生士の役割

Ⅶ 多・他職種との連携のポイント

1. 訪問歯科現場の歯科衛生士から

　訪問歯科診療における歯科衛生士の役割は、診療の準備から歯科治療の補助、専門的口腔ケア、口腔衛生指導、書類作成まで多岐にわたる。

　地域連携室から訪問歯科診療の依頼を受けると、まずは患者に関する基本情報を収集する。主訴や基礎疾患、服用中薬剤、介護サービスの状況などを聞き取り、実際に口腔ケアを行うにあたって、どのようなプランが必要なのかを検討する。

　訪問当日は、居宅であれば家族、施設であれば介護スタッフに患者の状態を確認し、バイタルチェック（体温、脈拍、血圧、呼吸）や SpO_2 測定を行い、診療の準備を進める。診療時は、外来とは異なる環境であることを意識し、歯科医師と緊密に連携を図りながら周囲の状況に気を配ることが大切になる。

　歯科衛生士による口腔ケアの実施にあたっては、以下のアセスメント項目からニーズを導き出し、問題点に対処する。

■資料1　歯科衛生士による口腔ケア実施時のアセスメント項目

患者の状態	・意識レベル ・主たる病名と感染症の有無、服用薬剤 ・誤嚥性肺炎の既往　　・認知度 ・ケアに対する拒否の程度　・意思伝達の可否
栄養	・身長／体重／BMI ・急な体重の変化 ・TP値／Alb値（血液データより）

摂食・嚥下スクリーニング	・反復唾液嚥下テスト（RSST） ・改訂水飲みテスト（MWST）
姿勢	・口腔ケア時の姿勢 ・口腔ケア時の頭位 ・口腔ケア時の開口状態 ・麻痺の有無
日常の口腔清掃	・口腔清掃の自立　・口腔清掃の回数 ・歯ブラシの把持　・義歯清掃の方法 ・義歯清掃の自立　・実施者 ・使用している清掃用具
口腔の状態	・歯の汚れ　・義歯の汚れ　・口内粘膜の汚れ ・舌苔　・歯肉の炎症　・う蝕 ・口唇乾燥　・口内乾燥　・口内粘膜の異常 ・口臭　・疼痛　・味覚

　重要なのは口腔内の問題だけでなく、全身状態やセルフケア能力を把握し、安全なケアプランを実施することである。患者や家族、介護スタッフとコミュニケーションを図り、「患者は今、口腔ケアを実施できる状態なのか」、「どのような体位を確保すれば安全・安楽なのか」といったところを検討する。また、訪問歯科診療では、患者の服用中薬剤について把握することも大切になる。降圧剤による歯肉増殖症、ビスホスホネート製剤（BP製剤）による顎骨壊死なども意識しながら、歯科に関与する薬剤をチェックし、歯科医師

とともに情報を共有することで、より安心・安全な訪問歯科診療につなげる。

　高齢者の口腔ケアにおいて大切なのは、治療の段階で「いかに日常の口腔ケアをしやすい口腔内にするか」である。う蝕、重度の歯周病、残根がない、義歯の着脱が容易であるなど、治療の段階から歯科医師と共通した方針を持つことも必要となる。

2. 多・他職種との連携にあたって

　歯科衛生士が口腔ケアや口腔衛生指導を行うためには、他職種との連携が重要になる。常に連携を密にするのは歯科医師となるが、患者のケアを統括しているケアマネジャーとの連携も欠かせない。

　訪問歯科診療では、老老介護が多く、家族による介助が十分に得られない状況が発生する。その場合、患者のケアを統括しているケアマネジャーに提議し、訪問看護師または生活介護を担当するヘルパーの協力を仰ぐ。日常ケアを効果的に行うための専門的口腔ケアは必須であるが、訪問看護師やヘルパーの介入時間帯に、実際の口腔衛生指導を実施することで、より協力が得られやすくなる。施設の場合においても、介護担当者への状況確認と実地指導により協力を得ることが可能になる。

　ケアマネジャーが中心となって実施されるケアカンファレンスでは、患者に関わる他職種が一堂に会するため、歯科衛生士は積極的に参加し口腔ケアに関する情報を多く集める。他職種のケア介入状況を把握した上で、歯科が参画することの効果をアピールすることが大切になる。いまや口腔ケアが全身の健康やQOL向上につながることは広く認識されているが、他職種の中には歯科に対する認識が低い人もいる。そのような場合でも、一例一例、患者の症状を丁寧に説明し、理解してもらうことを心がける。

　訪問歯科診療における歯科衛生士の重要なポイントは、口腔の問題だけに限局せず、患者の生涯を通して全人的に関わる視点を持ち、多・他職種とと

もに行う包括的ケアのための口腔ケアを実施することである。

　今後ますます、歯科衛生士には医療や介護と連携した役割が求められていく。講習会などに積極的に参加したり、他職種の方を通してノウハウやスキルを学んだりなどして知識を深め、ひとつでも多くの現場に足を運んで経験を積むことが大切になる。

5 VII 多・他職種との連携のポイント
地域連携室の視点から

1. 超高齢社会における「かかりつけ歯科医師」の役割

　地域の歯科診療所は常に患者の身近にあり、さまざまな口腔のトラブルに迅速に対応でき、細やかな相談に乗れる存在である。高齢者の口腔ケアの重要性が広く認識されている現在、訪問歯科診療の分野でも、その活躍が期待されている。

2. ハイリスク症例への対応

　「かかりつけ歯科医師」である地域の歯科診療所の後方支援を行うのが、病院歯科である。病院歯科は入院機能を持っており、高度なハイリスク症例に対応することできる。ハイリスク症例の多い訪問歯科診療を支援するために、その役割が大きくなると考えられる。

3. 地域連携室とは

　医療の進歩に伴い、医療技術はますます高度化・専門化してきており、ひとりの医師、ひとつの医療機関ですべての医療サービスを提供することは、国の財政面から、その効率面からしても困難になってきている。かつての「施設完結型医療」ではなく、地域の医療機関が協力して地域全体で必要な医療を提供していく「地域完結型医療」が求められている。
　地域連携室では、医療連携が地域内でスムーズに行えるよう診療所と病院との橋渡しを行っている。また、入院患者が退院後に生活者として地域で安心して暮らしていくため、医療・福祉・介護との連携もその業務の中では重要なひとつとなっている。

4. 歯科診療所から病院歯科へ

　訪問歯科診療においては、病院と診療所の双方間の連携、すなわち病診連携が欠かせない。歯科診療所でも、患者の全身状態、介護状態を把握した上で訪問歯科診療が開始されるが、多くの疾患を抱えていたり、認知症や重度の障害を持った患者の場合、訪問歯科診療では実施が難しい処置や小手術がある。入院下での全身管理や全身麻酔・静脈麻酔での行動調整を必要とする場合は、病院歯科と連携することで、より広い治療方針を立てることが可能になる。高度な処置や危険を伴う手術は、設備と医療スタッフを備えた病院が担当し、術後は引き続き、歯科診療所の訪問歯科診療へと引き継ぐ連携プレーによって、患者や介護者にとっての最良の医療を提供することが可能になる。

5. 急性期病院から歯科診療所へ

　近年、摂食・嚥下障害等によって誤嚥性肺炎での入退院を繰り返す症例や、口腔内トラブルを抱えたまま急性期病院を退院する症例では、退院後の歯科診療所へのシームレスな連携が大切であることが示されるようになった。特に、ADLが低下し、歯科診療所への通院は困難であるが、継続的な口腔ケアや口腔管理が必要な症例においては、地域の歯科診療所の訪問歯科診療へどのように引き継ぐかが課題となっている。

　医師からの診療情報提供書は、医学情報を得るためには非常に重要な書類である。しかし、入院中に行われていたケア方法や栄養状態、リハビリテーションの内容などは記載されていないことが多く、訪問歯科診療で「何を期待され、何を行えばよいのか」ということの把握が難しいケースがある。

　最もスムーズな連携方法は、病院の地域連携室が中心となって開催される退院時（退院前）カンファレンスへの参加である。退院調整看護師やケアワ

ーカー、MSW（メディカルソーシャルワーカー）、相談員と呼ばれる人が、病院内担当者と病院外の診療所、各介護サービス担当者の日程を調整し、一同にカンファレンスを行う場を設ける。訪問歯科診療を担当する歯科医師と医療・介護関係者の間に、顔の見える関係の構築が可能となり、医療介護情報だけでなく、口腔の問題を他職種間で共有できる。

病院内に歯科がある場合には、歯科医師・歯科衛生士と直接専門的なディスカッションを行うことができるため、訪問歯科診療を行う前に詳細な情報を得ることで、無駄のない管理計画を立てることができる。

さらに、口腔ケアに関わる多職種連携や、訪問歯科診療を含めたケアプランの立案を、その場で行うこともできる。病院で取り組まれていた日常的・専門的口腔ケアが在宅医療・介護にも継続的に反映されることから、シームレスな口腔ケアの提供が可能となってくる。

退院時カンファレンスにおける問題点としては、医科・歯科・介護間の連携において、専門用語の壁が存在し、お互いが、何を理解し、何を恐れ、何を望んでいるかが不明なことが多く、成熟した連携が困難な場合がある。お互いが理解しやすい用語を使用することは必要であるが、これからの歯科医療従事者として、高齢者特有の疾患や医療はもちろんのこと、介護サービスや制度などの広い知識の習得が求められている。

6. 患者のための地域包括ケアシステムの構築

高齢者が住み慣れた地域で安心して暮らしていけるよう、住まい・医療・介護・予防・生活支援が一体的に提供される「地域包括ケアシステム」の構築が急がれている。その中で、歯科医師ももれることなく、患者・利用者の全身状態、精神状態、生活スタイルなどを総合的に理解し、その人らしい人生、その人らしい食生活を支援する医療チームのメンバーとしての活躍が期待されている。

▶地域包括ケアシステム

- 団塊の世代が75歳以上となる2025年を目途に、重度な要介護状態となっても住み慣れた地域で自分らしい暮らしを人生の最後まで続けることができるよう、住まい・医療・介護・予防・生活支援が一体的に提供される地域包括ケアシステムの構築を実現していきます。
- 今後、認知症高齢者の増加が見込まれることから、認知症高齢者の地域での生活を支えるためにも、地域包括ケアシステムの構築が重要です。
- 人口が横ばいで75歳以上人口が急増する大都市部、75歳以上人口の増加は緩やかだが人口は減少する町村部等、高齢化の進展状況には大きな地域差が生じています。

地域包括ケアシステムは、保険者である市町村や都道府県が、地域の自主性や主体性に基づき、地域の特性に応じて作り上げていくことが必要です。

地域包括ケアシステムの姿

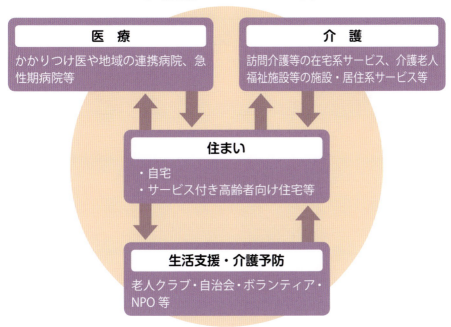

地域包括ケア研究会報告書（厚生労働省）より

訪問歯科診療 6W1H

もしも患者が急変したら

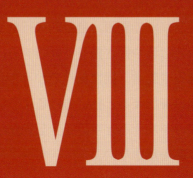

VIII

1 緊急時の 6W1H

Ⅷ もしも患者が急変したら

What（何を指標に判断するか）
バイタルサイン（呼吸・脈拍・血圧・体温）と意識レベルの確認が基本であるが、緊急時は、まずは意識レベル、呼吸の有無、脈拍、血圧を確認する。

When（いつ、どの時点で）
「いつ何をしていた時に急変したのか」が原因究明のカギとなる。

Why（原因）
印象採得時であれば印象材の咽頭部への流入による気道閉塞、局所麻酔時や疼痛を伴う処置中であれば血圧・脈拍の上昇など、原因は状況で異なる。また、体位変換時の血圧変動も大いに関係する。

Whom（①主治医、②救急通報）
状況によって、①主治医に連絡し応援を要請するのか、②119番通報を優先するか、その初期対応は異なる。119番通報する際は、患家の住所を告げる必要があるため診療録を準備して電話する。

状況説明時には、意識レベルを JCS（3-3-9度方式）で伝えると状況把握が速やかになる。

■資料1　JCS（3-3-9度方式）略記

Ⅰ	Ⅰ-1	意識は清明だが今ひとつはっきりしない。
	Ⅰ-2	見当識障害（自分の居場所、日時がいえない）。
	Ⅰ-3	自分の名前、生年月日がいえない。
Ⅱ	Ⅱ-10	呼びかけで開眼。合目的な行動や言葉は出せる。
	Ⅱ-20	大きな音や揺さ振りで開眼する。
	Ⅱ-30	痛みや刺激、揺さ振りでかろうじて開眼する。
Ⅲ	Ⅲ-100	痛みを加えると払いのけるような動作をする。
	Ⅲ-200	痛みを加えると手足を少し動かしたりする。
	Ⅲ-300	反応を示さない。

Warning（注意事項）

　基本的には、主治医対診時に、患者に起こりうる急変を聞いておく必要がある。また、その際に、主治医への連絡を優先するか、119番通報を優先するかを必要に応じて確認すべきである。しかし、医科側では、歯科の処置内容は把握できていないと考えるべきであり、その予測は歯科医が行うものである。なお、終末期の患家によっては、何が起きても病院へ搬送せず、自宅で最期を迎えることを決めている場合もある。これらのことも含め、主治医、患家家族と事前に緊急時の対応について話し合う必要も出てくる。

How（対処方法）

　患者の様子がおかしい場合、最初の対応は「声かけ」であり、その有無で大きく異なる。特に、訪問診療の対象患者は反応が鈍い場合が多い。そのようなケースでは、呼びかけ時のまぶたの微妙な動きがない、手や指先の動きがないなど、普段の状況との差異を読み取る必要がある。

①意識がない、応答がない

　呼びかけに反応しない場合は、BLSアルゴリズムに準じた対応が必要となる。その際、呼吸・脈拍の確認が重要である。特に、突然の心停止後にチェーン・ストークス呼吸（いわゆる死戦期呼吸）が高頻度にみられるため、これを「呼吸あり」と誤認し、心停止を見逃す恐れもある。脈が十分に触れる場合は別として、脈を検知しづらい場合で呼吸の判断が困難な際は、心停止と判断すべきであり、119番通報とともに胸骨圧迫を開始し、AEDを訪問時に携行している場合はパッドを装着する。一次救命処置(BLS)を直ちに開始する必要がある。

②意識がある

　歯科医院における緊急時の対応とは異なり、訪問診療時は限られた環境のため、歯科医が行えることは制限される。特に、基礎疾患の増悪の対応はできない。異物による気道閉塞は、異物の除去、吸引、また、誤嚥の場合は、タッピングで対応できるが、それ以外は主治医へ連絡をするか119番通報する。

緊急時の 6W1H

〈BLS フロー図〉

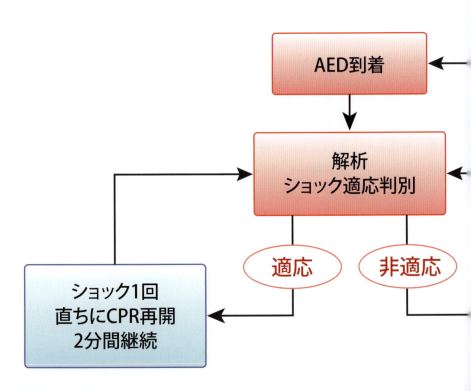

緊急時の6W1H

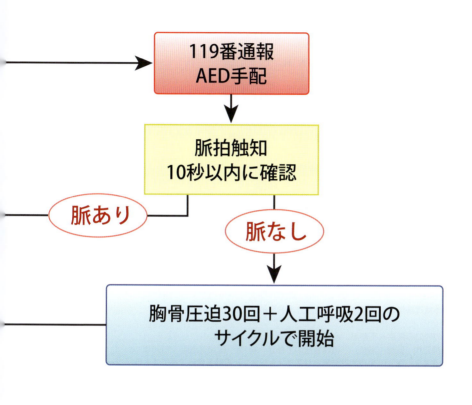

参考文献一覧

I 訪問歯科診療でのカルテ記載6W1H

<訪問歯科診療の診療録における6W1H>
- 厚生労働省HP 「平成28年度診療報酬改定について」
  http://www.mhlw.go.jp/stf/seisakunitsuite/bunya/0000106421.html

II 患者の状態を把握するための6W1H

<コミュニケーション>
- 植松宏、稲葉繁、渡辺誠（編集）「**高齢者歯科ガイドブック**」第1版　医歯薬出版　2003年

<生活状態、介助>
- 森戸光彦（編集主幹）「**老年歯科医学**」第1版　医歯薬出版　2015年

III 全身疾患を把握するための6W1H

<虚血性心疾患>
- 日本循環器学会「**虚血性心疾患の一次予防ガイドライン**」2012年

<心不全>
- 玉熊正悦（監修・編集）「**循環管理のてびき**」第1版　医歯薬出版　1996年
- 大渡凡人（著）「**全身的偶発症とリスクマネジメント 高齢者歯科診療のストラテジー**」第1版　医歯薬出版　2012年
- 泉孝英（編集主幹）「**今日の診療のために ガイドライン 外来診療2015**」第15版　日経メディカル開発　2015年
- 日本循環器学会他「**慢性心不全治療ガイドライン（2010年改訂版）**」

<その他の心疾患（不整脈、心臓弁膜症）>
- 玉熊正悦（監修・編集）「**循環管理のてびき**」第1版　医歯薬出版　1996年
- 大渡凡人（著）「**全身的偶発症とリスクマネジメント 高齢者歯科診療のストラテジー**」第1版　医歯薬出版　2012年
- 西田百代（著）「**有病高齢者歯科治療のガイドライン**」第1版　クインテッセンス出版　2002年

<糖尿病>
- 泉孝英（編集主幹）「**今日の診療のために ガイドライン 外来診療2015**」第15版　日経メディカル開発　2015年
- 佐藤田鶴子（編著）「**疾患・病態を有する高齢者への歯科における対応**」第1版　ヒョーロン・パブリッシャーズ　2011年

<認知症>
- 道川誠、平野浩彦、吉岡裕雄、福井智子、白野美和、須田牧夫（著）「**歯科と認知症**」第1版　メディア　2015年
- 飯島裕一、佐古泰司（著）「**認知症の正体**」第1版　PHP研究所　2011年
- 野原幹司（編集）「**認知症患者の摂食・嚥下リハビリテーション**」第1版　南山堂　2011年

<誤嚥性肺炎>
- 植松宏、稲葉繁、渡辺誠（編集）「**高齢者歯科ガイドブック**」第1版　医歯薬出版　2003年
- 米山武義「**口腔ケアと誤嚥性肺炎**」　Geriatric Medicine（老年医学）35　1997年
- 森戸光彦（編集主幹）「**老年歯科医学**」第1版　医歯薬出版　2015年

<骨粗鬆症>
- 佐藤田鶴子（編著）「**疾患・病態を有する高齢者への歯科における対応**」第1版　ヒョーロン・パブリッシャーズ　2011年
- 骨粗鬆症の予防と治療ガイドライン作成委員会（編集）「**骨粗鬆症の予防と治療ガイドライン2015年版**」第1版　ライフサイエンス出版　2015年
- ビスフォスフォネート関連顎骨壊死検討委員会「**ビスフォスフォネート関連顎骨壊死に対するポジションペーパー**」改訂追補2012年版

<腎疾患>
- 佐藤田鶴子（編著）「**疾患・病態を有する高齢者への歯科における対応**」第1版　ヒョーロン・パブリッシャーズ　2011年
- 泉孝英（編集主幹）「**今日の診療のために ガイドライン 外来診療2015**」第15版　日経メディカル開発　2015年
- 西田百代（著）「**有病高齢者歯科治療のガイドライン**」第1版　クインテッセンス出版　2002年

<肝疾患>
- 佐藤田鶴子（編著）「**疾患・病態を有する高齢者への歯科における対応**」第1版　ヒョーロン・パブリッシャーズ　2011年
- 泉孝英（編集主幹）「**今日の診療のために ガイドライン 外来診療2015**」第15版　日経メディカル開発　2015年
- 西田百代（著）「**有病高齢者歯科治療のガイドライン**」第1版　クインテッセンス出版　2002年

<自己免疫疾患・アレルギー>
- 白砂兼光、古郷幹彦（編著）「**口腔外科学**」第3版　医歯薬出版　2010年

<呼吸器疾患>
- 柴崎浩一（監修）、藤井一維（編集代表）、宮脇卓也、山口秀紀、福田謙一（編集）「**歯科医院のための全身疾患医療面接ガイド**」第1版　メディア　2013年

<神経・筋系疾患>
- 藤島一郎（監修）、片桐伯真、北住映二、藤本保志、丸茂一義、谷口洋、山脇正永（編集）「**疾患別に診る嚥下障害**」医歯薬出版　2012年

<精神障害>
- 一般社団法人 日本老年歯科医学会（編集）「**老年歯科医学用語辞典**」第2版　医歯薬出版　2016年

<うつ病>
- 「**うつ病の認知療法・認知行動療法治療者用マニュアル**」厚生労働省
- 森戸光彦（編集主幹）「**老年歯科医学**」医歯薬出版　2015年

<身体障害>
- 一般社団法人 日本老年歯科医学会（編集）「**老年歯科医学用語辞典**」第2版　医歯薬出版　2016年

<終末期>
- 「**人生の最終段階における医療の決定プロセスに関するガイドライン**」厚生労働省　2015年
- 日本緩和医療学会（編集）「**緩和医療学**」南江堂　2014年
- 淀川キリスト教病院ホスピス（編集）「**緩和ケアマニュアル**」第5版　2007年

IV 注意を要する服用中薬剤

<骨代謝系薬剤>
- 佐藤田鶴子（編著）「疾患・病態を有する高齢者への歯科における対応」第1版　ヒョーロン・パブリッシャーズ　2011年
- 金子明寛、須田英明、佐野公人、柴原孝彦、川辺良一（編集）「歯科におけるくすりの使い方2015-2018」第1版　デンタルダイヤモンド社　2014年
- 影向範昭（著者）、束理十三雄（監修）「歯科医のためのパーソナルドラッグ　わたしのQ＆A36」第1版　デンタルダイヤモンド社　2006年
- 田中彰「がん患者における口腔機能管理の重要性」明倫紀要16(1) 3-9 2013
- ビスフォスフォネート関連顎骨壊死検討委員会　「ビスフォスフォネート関連顎骨壊死に対するポジションペーパー」改訂追補2012年版
- 浦部晶夫、島田和幸、川合眞一（編集）「今日の治療薬2015」南江堂　2015年

<ステロイド剤・免疫抑制剤>
- Cornia PB, et al. Rational use of perioperative corticosteroid supplementation in patients at risk for acute adrenal insufficiency. Hosp Physician. 2003

<向精神薬>
- 「かかりつけ医のためのBPSDに対応する向精神薬使用ガイドライン」平成24年度厚生労働科学研究費補助金（厚生労働科学特別研究事業）認知症、特にBPSDへの適切な薬物使用に関するガイドライン作成に関する研究班作成　2012年

<解熱鎮痛薬>
- 金子明寛、須田英明、佐野公人、柴原孝彦、川辺良一（編集）「歯科におけるくすりの使い方2015-2018」第1版　デンタルダイヤモンド社　2014年
- 影向範昭（著者）、束理十三雄（監修）「歯科医のためのパーソナルドラッグ　わたしのQ＆A36」第1版　デンタルダイヤモンド社　2006年
- 浦部晶夫、島田和幸、川合眞一（編集）「今日の治療薬2015」南江堂　2015年

<循環器系薬剤>
- 柴崎浩一（監修）、藤井一維、宮脇卓也、山口秀紀、福田謙一（編集）「歯科医院のための全身疾患医療面接ガイド」第1版　メディア　2013年
- 日本高血圧学会高血圧治療ガイドライン作成委員会「高血圧治療ガイドライン2014」日本高血圧学会

<抗がん剤>
- 日本口腔ケア学会（編集）「口腔ケア基礎知識」永末書店　2008年
- 白砂兼光、古郷幹彦（編著）「口腔外科学」第3版　医歯薬出版　2010年

V 知っておくべき臨床検査値

- 藤井一維（編著）、宮脇卓也、山口秀紀、佐藤雅仁、椎葉俊司、杉村光隆、福田謙一（著）「臨床検査トラの巻」第1版　メディア　2014年
- 高久史麿（監修）、黒川清、春日雅人、北村聖（編集）「臨床検査データブック」医学書院　2015年
- 日本病態栄養学会（編集）「NSTガイドブック2014」メディカルレビュー社　2014年
- 森戸光彦（編集主幹）「老年歯科医学」第1版　医歯薬出版　2015年
- 植松宏、稲葉繁、渡辺誠（編集）「高齢者歯科ガイドブック」第1版　医歯薬出版　2003年
- 岡部紘明「高齢者の臨床検査基準値」モダンメディア 51巻8号 2005年
- 「ドライマウス診断治療マニュアル」ドライマウス研究会　2011年
- 栗田健一、覚道健治（編集）「口腔外科の疾患と治療」第3版　永末書店　2011年
- 野間弘康、瀬戸皖一（監修）「標準口腔外科学」第4版　医学書院　2015年

VI これだけは外せない！訪問歯科診療のポイント

<ADLからの評価>
- 一般社団法人 日本蘇生協議会（監修）「**JRC蘇生ガイドライン2015**」医学書院　2016年

<摂食・嚥下>
- 才藤栄一、向井美惠（監修）鎌倉やよい、熊倉勇美、藤島一郎、山田好秋（編集）「**摂食・嚥下リハビリテーション**」第2版　医歯薬出版　2007年
- 森戸光彦（編集主幹）「**老年歯科医学**」第1版　医歯薬出版　2015年
- 植松宏、稲葉繁、渡辺誠（編集）「**高齢者歯科ガイドブック**」第1版　医歯薬出版　2003年
- Hayashi R, Tsuga K, Hosokawa R, Yoshida M, Sato Y, Akagawa Y. A novel handy probe for tongue pressure measurement. Int J Prosthodont 2002; 15: 385-388.
- 津賀一弘「口腔機能の客観的評価としての舌圧測定：その意義、開発から展望まで　高齢者の口腔機能向上への舌圧検査の応用」日本補綴歯科学会誌 2016; 8: 52-57.
- Utanohara Y, Hayashi R, Yoshikawa M, Yoshida M, Tsuga K, Akagawa Y. Standard values of maximum tongue pressure taken using newly developed disposable tongue pressure measurement device. Dysphagia 2008; 23: 286-290.
- 津賀一弘「舌圧から考えた新しい口腔機能向上プログラム(解説)」日本全身咬合学会雑誌 2015, 21(2): 39-43
- 津賀一弘、吉田光由、占部秀徳、林亮、吉川峰加、歌野原有里、森川英彦、赤川安正「**要介護高齢者の食事形態と全身状態および舌圧との関係**」日本咀嚼学会雑誌　2004; 14: 62-67.

VII 多・他職種との連携のポイント

<歯科衛生士への指示>
- 下山和弘、米山武義、那須郁夫（編集）「**日本老年歯科医学会監修口腔ケアガイドブック**」第1版　財団法人口腔保健協会　2008年
- 植松宏、稲葉繁、渡辺誠（編集）「**高齢者歯科ガイドブック**」第1版　医歯薬出版　2003年
- 日本口腔ケア学会 学術委員会編「**口腔ケアガイド**」文光堂　2012年

VIII もしも患者が急変したら

<緊急時の6W1H>
- 厚生労働科学研究費補助金（長寿科学総合研究事業）高齢者に対する適切な医療提供に関する研究（H22-長寿-指定-009）研究班、日本老年医学会、全国老人保健施設協会、日本慢性期医療協会「**高齢者に対する適切な医療提供の指針**」

索引

赤字は、その項目の主たる解説のページです。

緊急時 ……………………………………… 176

記号・数字
4つのD（4D） ……………………………… 67

ギリシア文字
γ-GTP（γ-GT） ……………………… 59、106

A
ADL（日常生活活動） … 18、19、68、69、73、87、115、118、130、136、163、171
Alb（アルブミン） ………………… 116、117、166
ALP …………………………………… 59、106、109
ALT …………………………………… 59、106、107、108
AST …………………………………… 59、106、107、108

B
BDR指標 …………………………………………… 19
BLS ……………………………………… 177、178
BMI ……………………………… 115、119、166
BNP（脳性（心室性）ナトリウム利尿ペプチド）
 …………………………………………………… 114
BP製剤（ビスホスホネート製剤）
 ………………… 54、55、60、61、80～83、85、167
BRONJ ………… 54、55、60、61、80～83、85
BUN（尿素窒素、UN） ………………………… 120

C
Ccr（クレアチニンクリアランス） ……… 121
COPD（慢性閉塞性肺疾患） … 62、63、73、98、105
COX-2選択的阻害薬 ………………… 88、89
CPR ……………………………………… 178、179
Cr（クレアチニン） …………… 45、120、121
C反応性蛋白（CRP） ……………… 52、53、112

F
FIM（機能的自立度評価法） …… 131、132、134

H
H. ANP（心房性ナトリウム利尿ペプチド）
 ……………………………………………… 113、114
Hb（ヘモグロビン）
 …………………………… 82、98、100、102、103、122
HbA1c ……………………………………… 45、111
HBs抗原 ………………………………………… 126
HBs抗体 ………………………………………… 126
HCV抗体 ………………………………………… 127
HDLコレステロール ………………………… 105
HDS-R（改訂長谷川式簡易知能評価スケール）
 …………………………………………………… 47、49
Ht（ヘマトクリット値） ……… 100、102、103

I
IADL（手段的日常生活活動） … 130～132、135

J
JCS（3-3-9度方式） ……………………… 176

K
Katz ……………………………………………… 131
Korotkoff音 ……………………………………… 97

L
LDLコレステロール ………………… 104、105

M
MNA® …………………………………………… 118
MRONJ ……………………………………… 80～82

N
NSAIDs（非ステロイド性抗炎症薬）
 ………………………………… 58、59、88、89
NST（栄養サポートチーム） ………… 118、160

P
PT（プロトロンビン時間） ………… 59、123
PT-INR ………………………………… 28、79、123

S
SGA ……………………………………………… 118

薬剤名称の索引は P189 へ ▶▶▶

SNRI	66、67、86
SpO₂(経皮的動脈血酸素飽和度)	62、63、98、99、166
SSRI	66、67、86

T

TP(総蛋白)	116、166

U

UN(尿素窒素、BUN)	120

V

VE(嚥下内視鏡検査)	144〜146
VF(嚥下造影検査)	144、145、147

あ

悪性腫瘍	80、81、92、93、96、100、101、109、112、116、117、123
アセスメント	119、163、166
アルツハイマー型認知症	46、47、50、51
アルコール関連障害	67
アルコール性肝障害	59、106
アルブミン(Alb)	116、117、166
アレルギー	43、60
アレルギー性疾患	61、85
安静時唾液量	124
安全・安楽	136〜138、156、167

い

易感染	45、53、56、59、85、93、118、133
医療面接	17、47、158

う

ウイルス性肝炎	59、108、109、126
うっ血性心不全	37、113
うつ病	67、68、87

え

塩基性NSAIDs	88、89
嚥下障害	28、47、53、133
嚥下造影検査(VF)	144、145、147
嚥下内視鏡検査(VE)	144〜146

か

介護支援専門員(ケアマネジャー)	17〜21、23、26、154、155、156、168
介護保険	21、156、164
介助	18、46〜48、51、131、134、140、162、163、168
喀痰	52、53
片麻痺	70、71、139
顎骨壊死	55、61、80、81、85、167
ガムテスト	124
肝炎	58、59、104、106〜109、116、117、120、122、123、126、127
肝癌	58、106、122、126
観血的処置	28、34、35、38、44、45、57〜59、93、97、99、111、123
肝硬変	58、59、101、104〜110、116、117、120、122、123、126
肝疾患	58、107、108、117
感染症	45、61、85、93、96、101、112、117、119、124、166
関節リウマチ	60、61、85、116
感染性心内膜炎	40、42、43、101、112
カンジダ症	72、73、93、125
緩和ケア	72、73

き

既往歴	20、21
義歯	46、48、67、108、125、141、154、157、167〜169
機能的自立度評価法(FIM)	131、132、134
キーパーソン	16〜18、20、23、26、46、66、68、70、156
ギャッジベッド	137
休薬	42、54、55、79、81、83
狭義の口腔ケア	162
狭心症	33、34、35、37、45、90、97、99、114
胸痛	35
局所麻酔	30、31、67〜71、77、87、91、97、176
虚血性心疾患	34、36、37、57、90、91、114
居住環境	18、22

居宅療養管理指導……………………154〜156
起立性低血圧……………………………97、133

く

空腹時血糖……………………………………110
クレアチニン（Cr）………………… 45、120、121
クレアチニンクリアランス（Ccr）………… 121

け

ケアプラン……………………156、157、172
ケアマネジャー（介護支援専門員）
………… 17〜21、23、26、154、155、156、168
経皮的動脈血酸素飽和度（SpO$_2$）
……………………………62、63、98、99、166
血圧……………… 21、29〜32、35、56、57、70、
91、97、99、113、166、176
血液透析………………………… 56、57、105、113
血小板………………… 58、59、79、89、93、103
血栓………………… 29、42、79、85、96、100、133
血糖値……………………………… 44、45、110、111
解熱鎮痛薬………………………………………88

こ

誤飲………………………………139、163、164
誤嚥………… 46、52、53、62、64、71、77、
133、139、147、163、177
降圧薬………………………………………32、33
抗うつ薬……………………… 67〜69、76、77、86、87
抗がん剤…………………………………………92
抗凝固薬………………………… 29、40、78、90、123
抗コリン薬…………………………………70、71
向精神薬…………………………………………86
広義の口腔ケア………………………………162
口腔乾燥症……………………………………124
口腔ケアプラン…………………… 19、163、167
口腔粘膜炎………………………………………93
高血圧症……………… 29、30、34〜37、56、57、77、
89、90、91、97、114
抗血小板薬………………… 34、40、78、85、90
抗血小板療法……………………………………35
抗血栓療法………………………………………42

膠原病…………56、57、60、61、102、112、116、117
高脂血症………………………………34、35、104、105
誤嚥性肺炎… 33、52、62、65、70、71、119、124、
133、154、156、159、162、166、171
呼吸困難……………………………… 37〜39、52、53
呼吸器疾患…………………………………52、53、62
骨粗鬆症………… 33、54、61、80、81、85、109、133
骨代謝系薬剤……………………………………80
骨転移……………………………………………81、109
コミュニケーション…………… 16、26、46、47、73、
130、132、134、162、167
コレステロール……………………………35、104、105

さ

座位………………………… 52、53、97、136〜138
細菌検査………………………………………125
サクソンテスト………………………………124
サルコペニア……………………………115、119
サービス担当者会議……… 65、156、157、172
酸性NSAIDs………………………………88、89
酸素性無呼吸化…………………………………62、63
酸素療法…………………………………62、63、98

し

シェーグレン症候群………………… 60、61、124
歯科衛生士居宅療養管理指導料………… 164
歯科衛生士の役割……………………………166
歯科衛生士への指示…………………………162
ジギタリス製剤……………………… 37、39、90
自己免疫疾患………………… 60、64、85、112
出血傾向………………………… 58、59、71、79、93
姿勢……………… 22、23、48、52、54、55、64、65、
97、136、137、159、163、167
脂質異常症…………………………………91、104
シャント……………………………………56、57
周術期口腔機能管理…………………………13、93
手段的日常生活動作（IADL）……… 130〜132、135
終末期……………………………………27、72、177
循環器系薬剤…………………………………77、90
障害高齢者の日常生活自立度（寝たきり度）
………………………………………………19、136

薬剤名称の索引は P189 へ ▶▶▶

情報提供………………	20、21、47、49、156、158
掌蹠膿疱症…………………………………	61
心筋梗塞………	31、33、35、37、38、45、79、90、
	97、99、100、107、108、112〜114
神経・筋系疾患 ………………………	64、159
心原性脳塞栓症…………………………	29
真菌 ………………………………………	125
人工透析…………………………………	45、57
身体障害…………………………………	70
人工弁置換術……………………………	42
心電図……………………………	41、91、99
心不全………	30、33、36、57、67、90、91、97、
	113、114、120、121、123
腎疾患………………………	31、56、91、124
腎障害…………………………	32、57、89、117
心臓弁膜症……	36、37、40、42、43、97、114
腎不全………	38、57、73、97、102、105、109、
	113、114、116、117、120、121
心房細動…………	28、29、38、41、79、99、133
心房性ナトリウム利尿ペプチド（H. ANP）	
…………………………………………	113、114
身体計測…………………………	115、119

す

スタンダードプリコーション…………	23、59
ステロイド……	56、60、61、63、71、81、82、84
ステロイドカバー………………………	85

せ

生活の場…………………………………	17、23
精神障害…………………………………	66、85
舌圧………………………………………	148
舌圧プローブ……………………………	149
赤血球…	59、98、100、102、103、107、111、122
摂食・嚥下障害 ………	46、52、53、61、64、65、
	70、71、117、140、156、159、171
摂食・嚥下の5期モデル ………	140〜143
舌トレーニング…………………………	151
セルフケア……………………	132、134、167
前頭側頭型認知症………………	46、47、50
喘鳴………………………………………	52、53

そ

総蛋白（TP）……………………	116、166
総ビリルビン……………………………	122

た

体位………………	12、22、36〜38、70、71、77、
	117、136、158、167、176
退院時カンファレンス	
……………………………	11、154、155、171、172
体温……………………	62、63、96、166、176
耐糖能……………………………	44、45、110
タイムスケジュール……………………	18、19
唾液腺炎…………………………………	124
唾液量検査………………………………	124
脱水…………	73、100、102、103、113、116、
	117、120、121、124
立会人……………………………………	22、23

ち

地域完結型医療…………………………	170
地域包括ケアシステム………………	172、173
地域連携室……………………………	166、170
チェーン・ストークス呼吸 ……………	177
窒息……………………	48、64、65、98、133、159

て

低栄養……………………	48、96、105、112、115、
	117、119、133、159
低血糖……………………………	44、45、110

と

頭蓋内出血………………………………	28、29
統合失調症………………………	66、67、87
透析……………………	45、56、57、82、105、113
糖尿病……	31〜35、37、44、52〜57、61、77、82、
	85、91、104、105、110、111、124、133
動脈硬化………	28、29、35、37、85、91、104、105

に

二次性高血圧症…………………………	31

索引 187

薬剤名称の索引は P189 へ ▶▶▶

日常生活動作（ADL）… 18、19、68、69、73、87、115、118、130、136、163、171
認知症…… 10、11、16、17、19、46、64、67〜69、76、87、133、136、171、173
認知症高齢者の日常生活自立度
……………………………… 19、47、49、136
尿素窒素（UN、BUN）…………………… 120

ね

ネフローゼ症候群……… 104、105、116、117

の

脳血管障害……… 28、32、33、46、47、57、64、133、140、159
脳血管性認知症……………………… 46、47
脳梗塞………… 11、28、29、32、42、45、47、64、71、79、100
脳梗塞後遺症………………………… 11、29
脳性（心室性）ナトリウム利尿ペプチド（BNP）
………………………………………… 114
脳卒中…………… 28、29、31、32、97

は

バイタルサイン………28〜30、34〜36、38、158、166、176
白血病…………… 92、100〜102、117、122
破骨細胞………………………… 81、82
診療場所の間取りや状況…………… 23
パルスオキシメータ………………… 98、165

ひ

非言語的コミュニケーション………… 17
非ステロイド性抗炎症薬（NSAIDs）
………………………………… 58、59、88、89
ビスホスホネート製剤（BP製剤）
………… 54、55、60、61、80〜83、85、167
貧血………… 38、59、79、98、100〜103、107、116、117、122、124

ふ

ファウラー位………………… 52、53、138

副腎皮質ステロイド剤………………… 84、85
腹膜透析………………………………… 56、57
不顕性誤嚥……………… 52、53、62、98
不整脈……… 28、29、37、38、40、41、90、91、99
フレイル………………………………… 119
プロセスモデル………………………… 143
プロトロンビン時間（PT）……… 59、123
分子標的薬…………………………… 92、93

へ

ぺこぱんだ…………………………… 151
ヘパリン………………………………… 57
ヘマトクリット値（Ht）……… 100、102、103
ヘモグロビン（Hb）
………………… 82、98、100、102、103、122
変形性骨炎（骨パジェット病）………… 81、82
弁膜症…………… 36、37、40、42、43、97、114

ほ

包括的ケア…………………………… 169
訪問歯科衛生指導料……………… 11、164
ホスピスケア…………………………… 73
本態性高血圧症…………………… 31、113

ま

麻痺……………… 64、70、71、133、139、167
慢性腎不全………… 105、109、113、116
慢性膵炎……………………………… 110

め

免疫抑制剤………………… 60、61、63、84

や

薬剤性肝障害……………………… 106、109
薬物性オーラルジスキネジア………… 67

り

リポ蛋白……………………………… 104、105

れ

レビー小体型認知症………… 46、47、50

薬剤名称

《主な一般名》

アセトアミノフェン…………………… 78、88、89
インスリン…………………… 44、45、77、105、110
セチプチリンマレイン酸塩……… 66、67、86
テオフィリン…………………………………… 63
レボドパ………………………………… 70、71
ワルファリン………………… 28、29、78、79

《商品名一覧》

数字

5-FU ……………………………………… 92

ア

アクトネル ……………………………… 80
アクプラ ………………………………… 92
アスピリン ……………………………… 88
アダラート ………………………… 39、90
アーチスト ……………………………… 90
アデホスコーワ ………………………… 90
アドリアシン …………………………… 92
アバスチン ……………………………… 92
アービタックス ………………………… 92
アモキサン ……………………………… 86
アモバン ………………………………… 86
アレディア ……………………………… 80
アルダクトン ……………………… 39、90
アルボ …………………………………… 88
アンカロン ……………………………… 90
アンプラーグ …………………………… 78
アンテベート …………………………… 84

イ

イグザレルト ………………… 78、90、123
イトリゾール …………………………… 78
インドメタシンカプセル ……………… 88

ウ

ウインタミン …………………………… 86

エ

エパデール ……………………………… 78
エビリファイ …………………………… 86

エ（続き）

エフィエント …………………………… 78
エリキュース ……………………… 78、123
エンドキサン ……………………… 84、92

オ

オイラックスH ………………………… 84
オステラック …………………………… 88
オパイリン ……………………………… 88
オパルモン ……………………………… 78

カ

カプトリル ……………………………… 39
カロナール ……………………………… 88

コ

コンスタン ……………………………… 86
コンプラビン …………………………… 78

サ

サイレース ……………………………… 86
サインバルタ …………………………… 86
サムスカ ………………………………… 90

シ

ジギトキシン …………………………… 39
ジゴキシン ………………………… 39、90
ジゴシン ………………………………… 39
ジソペイン ……………………………… 88
シタネスト-オクタプレシン ……… 77、97
ジプレキサ ……………………………… 86

ス

スルガム ………………………………… 88

セ

セジラニド	39
セララ	90
セルシン	86
セレコックス	88
セレスタミン	84
セレナール	86
セレネース	86

ソ

ゾメタ	80
ソラナックス	86
ソランタール	88
ソレトン	88

タ

ダイドロネル	80
ダカルバジン	92
タキソテール	92
タキソール	92
ダルメート	86

テ

ディオバン	90
テイロック	80
デキサメタゾン	84
テシプール	67、86
デパス	86
デプロメール	86
デルモベート	84

ト

ドラール	86
ドルナー	78
トレドミン	86

ナ

ナイキサン	88

ニ

ニトロール	39
ニフラン	88

ネ

ネオーラル	84
ネキシウム	90
ネルボン	86

ノ

ノリトレン	86
ノルバスク	90

ハ

バイアスピリン	78、90
ハイペン	88
パキシル	86
バキソ	88
パナルジン	78、90
バファリン	78、88
ハルシオン	86

ヒ

ヒルナミン	86

フ

フェナゾックス	88
フォサマック	80
プラザキサ	78、90、123
プラビックス	78、90
プラリア	80
フランドルテープ	90
ブレオ	92
プレタール	78
プレドニゾロン	84
プレドニン	84
フルイトラン	39、90
フルカム	88
ブルフェン	88
プロサイリン	78
フロベン	88

ヘ

ペオン	88

ベネット………………………	80	リーゼ………………………	86
ベノジール……………………	86	リフレックス………………	86
ペルサンチン…………………	78	リンデロン…………………	84

ル	
ヘルベッサー………………… 90	
ペントイル…………………… 88	ルジオミール……………… 86

ホ		レ	
ボナロン………………………	80	レスタス……………………	86
ボノテオ………………………	80	レダコート…………………	84
ホリゾン………………………	86	レニベース…………………	90
ボルタレン……………………	88	レンドルミン………………	86
ポンタール……………………	88		

マ		ロ	
マイスリー……………………	86	ロキソニン…………………	88

メ		ロコイド……………………	84
		ロヒプノール………………	86
メイラックス…………………	86	ロルカム……………………	88
メインテート…………………	90		

		ワ	
メサデルム……………………	84		
メソトレキセート……………	92	ワイパックス………………	86
メブロン………………………	88	ワソラン……………………	90

モ		ワーファリン……………… 78、90、123
モービック…………………… 88		

ユ	
ユーエフティ………………… 92	

ラ	
ラシックス……………………	39
ラニラピッド…………………	39
ランダ…………………………	92
ランツジール…………………	88
ランマーク……………………	80

リ	
リウマトレックス……………	84
リカルボン……………………	80
リクシアナ………………… 78、123
リスパダール…………………	86
リスミー………………………	86

《編著》

藤井 一維
日本歯科大学新潟病院 歯科麻酔・全身管理科
教授

《著者》

黒川 裕臣
日本歯科大学新潟病院 総合診療科
教授

吉岡 裕雄
日本歯科大学新潟病院 訪問歯科口腔ケア科
助教

廣澤 利明
日本歯科大学新潟病院 訪問歯科口腔ケア科
臨床講師
長岡おとな・こども歯科クリニック 院長

池田 裕子
日本歯科大学新潟病院 歯科衛生科
歯科衛生士

白野 美和
日本歯科大学新潟病院 訪問歯科口腔ケア科 科長
准教授

赤泊 圭太
日本歯科大学新潟病院 訪問歯科口腔ケア科
助教

荒川 いつか
日本歯科大学新潟病院 総合診療科
助教

神田 明
日本歯科大学新潟病院 地域歯科医療支援室
看護師

歯科医院のための訪問歯科診療 6W1H

2016年6月29日 第1版 第1刷発行

編　著	藤井 一維	
発 行 者	辻　啓延	
発 行 所	メディア株式会社	

〒113-0033　東京都文京区本郷 3-26-6　NREG 本郷三丁目ビル
Tel 03-5684-2510（代）
Fax 03-5684-2516
http://www.media-inc.co.jp/

印 刷 所　株式会社エーヴィスシステムズ

© Kazuyuki Fujii

・本書の複製権・上映権・譲渡権・公衆送信権（送信可能化権を含む）は、メディア株式会社が保有します。
・JCOPY〈(社)出版者著作権管理機構 委託出版物〉
本書の無断複製は著作権法上での例外を除き禁じられています。複製される場合は、そのつど事前に、(社)出版者著作権管理機構（電話 03-3513-6969、FAX 03-3513-6979、e-mail：info@jcopy.or.jp）の許諾を得てください。

ISBN 978-4-89581-022-7 C3047